211 Anaesthesiologie und Intensivmedizin
Anaesthesiology and Intensive Care Medicine

vormals „Anaesthesiologie und Wiederbelebung“
begründet von R. Frey, F. Kern und O. Mayrhofer

Herausgeber:
H. Bergmann · Linz (Schriftleiter)
J. B. Brückner · Berlin M. Gemperle · Genève
W. F. Henschel · Bremen O. Mayrhofer · Wien
K. Meßmer · Heidelberg K. Peter · München

Karl-Wilhelm Fritz

Die Beatmung mit Helium-Sauerstoff und Stickstoff-Sauerstoff-Gemischen

Geleitwort von H. Benzer

Mit 87 Abbildungen und 27 Tabellen

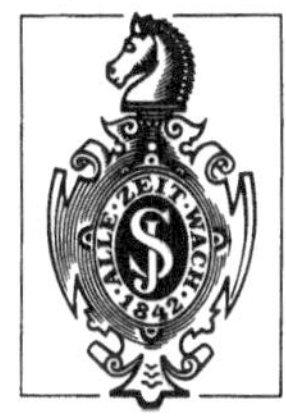

Springer-Verlag
Berlin Heidelberg New York
London Paris Tokyo

Dr. med. Karl-Wilhelm Fritz
Institut für Anästhesiologie I, Medizinische Hochschule Hannover
Konstanty-Gutschow-Straße 8, 3000 Hannover 61

ISBN-13:978-3-540-50778-9 e-ISBN-13:978-3-642-74437-2
DOI: 10.1007/978-3-642-74437-2

CIP-Kurztitelaufnahme der Deutschen Bibliothek
Fritz, Karl-Wilhelm: Die Beatmung mit Helium-Sauerstoff und Stickstoff-Sauerstoff-Gemischen/K.-W. Fritz.
Berlin; Heidelberg; New York; London; Paris; Tokyo: Springer, 1989
(Anaesthesiologie und Intensivmedizin; 211)
ISBN-13:978-3-540-50778-9

NE: GT

Dieses Werk ist urheberrechtlich geschützt. Die dadurch begründeten Rechte, insbesondere die der Übersetzung, des Nachdrucks, des Vortrags, der Entnahme von Abbildungen und Tabellen, der Funksendung, der Mikroverfilmung oder der Vervielfältigung auf anderen Wegen und der Speicherung in Datenverarbeitungsanlagen, bleiben, auch bei nur auszugsweiser Verwertung, vorbehalten. Eine Vervielfältigung dieses Werkes oder von Teilen dieses Werkes ist auch im Einzelfall nur in den Grenzen der gesetzlichen Bestimmungen des Urheberrechtsgesetzes der Bundesrepublik Deutschland vom 9. September 1965 in der Fassung vom 24. Juni 1985 zulässig. Sie ist grundsätzlich vergütungspflichtig. Zuwiderhandlungen unterliegen den Strafbestimmungen des Urheberrechtsgesetzes.

© Springer-Verlag Berlin Heidelberg 1989

Die Wiedergabe von Gebrauchsnamen, Handelsnamen, Warenbezeichnungen usw. in diesem Werk berechtigt auch ohne besondere Kennzeichnung nicht zu der Annahme, daß solche Namen im Sinne der Warenzeichen- und Markenschutz-Gesetzgebung als frei zu betrachten wären und daher von jedermann benutzt werden dürfen.

Produkthaftung: Für Angaben über Dosierungsanweisungen und Applikationsformen kann vom Verlag keine Gewähr übernommen werden. Derartige Angaben müssen vom jeweiligen Anwender im Einzelfall anhand anderer Literaturstellen auf ihre Richtigkeit überprüft werden.

2119/3140-543210 - Gedruckt auf säurefreiem Papier

Für Andrea, Detlev und Susanne,
die mir die Kraft gaben

Geleitwort

Im Zuge der Entwicklung der künstlichen Beatmung gelang es relativ rasch, die zum Überleben des Organismus notwendigen Gaswechselfunktionen (Kohlendioxydelimination, Oxygenierung) zu überbrücken. Die Fragestellungen, die im Laufe der letzten zwei Dekaden von vielen Forschungsgruppen bearbeitet wurden, konkretisierten sich im wesentlichen an zwei Schnittpunkten: Ist es möglich, geschädigtes Lungenparenchym durch Verfahren künstlicher Beatmung strukturell zu bessern bzw. wiederherzustellen und wie können die Gefahren und Risikoerhöhungen dieser Verfahren minimiert werden.

Verschiedene Druck- und Zeitmuster im angelegten Atemwegsdruck waren die wesentlichen Instrumente, um diese Vorhaben zu verwirklichen. Die Zusammensetzung des Atemgases spielte bis auf die Diskussion zur Sauerstofftoxizität dabei eine eher untergeordnete Rolle.

K.-W. Fritz greift nun in seiner Monographie die klinisch bekannte Idee auf, durch die Zusammensetzung des Atemgases aufgrund einer geänderten Strömungsdynamik die endobronchialen Widerstände und damit die Beatmungsdrücke zu reduzieren. Helium als Ersatz für Stickstoff vermindert die unvermeidlichen Turbulenzen im oberen Respirationstrakt. Bei niedrigeren transpulmonalen Drücken könnte es möglich sein, Beatmung mit weniger Nebenwirkungen auf Kreislauf und Lungenfunktion mit gleicher Effektivität durchzuführen.

Die Monographie präsentiert sich als kompaktes Resultat der langen Forschungs- und Entwicklungsarbeit des Autors und ist sicher geeignet, auf dem Gebiet der künstlichen Beatmung neue Impulse zu setzen. Es kann als Lektüre für jeden, der sich mit Beatmung in welcher Form auch immer beschäftigt, bestens empfohlen werden. Ich möchte Herrn Fritz herzlichst dazu gratulieren und hoffen, daß über diesen Aspekt der Respiratertherapie noch weitere Entwicklungen folgen können.

Innsbruck, im Juli 1989 *H. Benzer*

Danksagung

Mein besonderer Dank gilt:

Herrn Prof. Dr. E. Kirchner, meinem hochgeschätzten Lehrer und verehrten Chef, dessen wohlwollender Förderung ich meinen fachlichen und wissenschaftlichen Werdegang verdanke. Sein Rat und Beistand sind mir eine unschätzbare Hilfe.

Herrn Dipl.-Ing. J. Mottner, der mir bei der Lösung der physikalischen Fragen behilflich war.

Den Damen unseres Labors, Frau Stryk, Frau Horny und Frau Joppich gilt mein Dank für die hervorragende graphische Gestaltung.

Frau Kuls danke ich für das sorgfältige Schreiben des Manuskripts.

Den Firmen Siemens AG, Dräger AG und Messer Griesheim GmbH danke ich für die finanzielle und gerätemäßige Unterstützung.

Inhaltsverzeichnis

Abkürzungen und Symbole

eff. MinVol (l/min) = eff. AMV	effektives Atemminutenvolumen = exspiratorisch gemessenes Volumen am Servo-Ventilator 900 B
p_{max} (cm H_2O)	Spitzendruck
p_{plat} (cm H_2O)	Plateaudruck
R_{insp} (cm H_2O/l/s)	inspiratorische Resistance
endexsp. CO_2 (Vol.-%)	endexspiratorischer CO_2-Gehalt
p_aCO_2 (mmHg)	arterieller Kohlendioxiddruck
p_aO_2 (mmHg)	arterieller Sauerstoffdruck
BE (mval/l)	base excess
HF (min^{-1})	Herzfrequenz
HZV (l/min)	Herzzeitvolumen
SV (ml/min)	Schlagvolumen
MAP (mmHg) = $\bar{p}_{art}$	arterieller Mitteldruck
$\bar{p}_{ap}$ (mmHg)	Mitteldruck in der A. pulmonalis
$\bar{p}_{cp} = \bar{p}_{cw}$ (mmHg)	Pulmonal-Kapillar-Verschlußdruck („wedge pressure")
TPR ($dyn \cdot s \cdot cm^{-5}$)	peripherer Gefäßwiderstand
PVR ($dyn \cdot s \cdot cm^{-5}$)	pulmonaler Gefäßwiderstand
F_IO_2	O_2-Anteil im Beatmungsgemisch
S_aO_2 (%)	arterielle Sauerstoffsättigung
S_vO_2 (%)	gemischt-venöse Sauerstoffsättigung
p_vO_2 (mmHg)	gemischt-venöser O_2-Druck
p_vCO_2 (mmHg)	gemischt-venöser CO_2-Druck
Q_s/Q_t (%)	intrapulmonale Rechts-Links-Shunt-Fraktion
S_cO_2 (%)	kapilläre Sauerstoffsättigung
p_B (mmHg)	Barometerdruck
p_{H_2O} (mmHg)	Wasserdampfdruck (alveolär)
1,34	Hüfnersche Zahl
a	arteriell
v	gemischt-venös
mmHg	Millimeter Quecksilbersäule
cm H_2O	Zentimeter Wassersäule

He	Helium
N_2	Stickstoff
O_2	Sauerstoff
PEEP (cm H_2O)	positiv-endexspiratorischer Druck
O_2-Verbrauch (ml/min)	Gesamtsauerstoffverbrauch
FRC (ml)	funktionelle Residualkapazität
IGV (ml)	intrathorakales Gasvolumen
CVP = $\bar{R}$AP (mmHg)	zentral-venöser Druck = rechter Vorhofdruck
$R_{exsp.}$ (cm H_2O/l/s)	exspiratorische Resistance
RV	Residualvolumen
FDV	Forcierte Diffusions-Ventilation
IPPV	Intermittent Positive Pressure Ventilation: intermittierende Überdruckbeatmung
IRV	Inversed Ratio Ventilation
*	$p < 0{,}05$
**	$p < 0{,}01$
***	$p < 0{,}005$

1 Einleitung

Seit über 30 Jahren wird die Überdruckbeatmung zur Therapie der temporären Ateminsuffizienz eingesetzt [55]. Sie löste die Ära der „Eisernen Lunge“ ab, bei der durch einen extrakorporalen Wechseldruck Luft in die Lunge gesaugt wurde [55, 57]. Diese Methode kam der Atmung physiologisch gesehen sehr nahe, hatte aber den Nachteil, daß sich in der Lunge nach kurzer Zeit Atelektasen bilden konnten [55]. Dies führte hämodynamisch gesehen aufgrund der verringerten Gasaustauschfläche zu einer Zunahme des intrapulmonalen Rechts-Links-Shunts. An der Medizinischen Hochschule Hannover ist die Idee der „Eisernen Lunge“ zur temporären Beatmung wieder an einem speziellen Krankengut aufgegriffen worden, nämlich bei lebertransplantierten Patienten. Das Ziel, das jetzt beim Einsatz dieser Beatmungsform verfolgt wird, besteht in einer Blutdrucksenkung im kleinen Kreislauf. Da eine abschließende Wertung dieser Therapieform noch aussteht, soll auf eine weitere Erklärung an dieser Stelle verzichtet werden. Neben den Vorteilen, die eine Überdruckbeatmung für einen entsprechend geschädigten Patienten erbringt, liegen auch viele Untersuchungen vor, die auf negative Rückwirkungen hinweisen [14, 32, 43, 67, 71, 73, 76, 86, 98, 109]. Die Geräte, die anfangs zur Therapie eingesetzt wurden, waren druck- oder volumengesteuert [12, 13, 55]. Dies bedeutet im ersteren Falle, daß nach Erreichen einer vorgegebenen Druckgrenze während der Inspirationsphase der Respirator auf Exspiration umschaltete. Wesentlicher Nachteil dieser Methode bestand im Auftreten erhöhter Atemwegswiderstände, die sich im Laufe einer Langzeitbeatmung durch Veränderungen im Bronchialbaum und im Lungenparenchym entwickelten und ein vorzeitiges Erreichen der Druckgrenze bewirkten, ohne daß dabei eine suffiziente alveoläre Ventilation gewährleistet war [12, 55, 69, 76, 86]. Bei der zweiten Beatmungsmethode wurde den Patienten ein vorgegebenes Volumen appliziert. Hierbei wurden in Abhängigkeit von einer möglichen Lungenfunktionsstörung oft Beatmungsdrücke erreicht, die zu einem Pneumothorax führen konnten [55]. Erkenntnisse über die Beeinflussung der Hämodynamik während der kontinuierlichen Überdruckbeatmung führten zur Wechseldruckbeatmung, die normale physiologische Verhältnisse gewährleisten und den venösen Rückfluß zum Herzen fördern sollte [57]. 1969 berichteten Ashbaugh et al. über eine Beatmungsform mit positiv-endexspiratorischem Druck (PEEP) [2]. Die Folge war eine Vergrößerung des intrathorakalen Gasvolumens (IGV) zu Lasten des funktionellen Totraumes, was eine Verbesserung des Gasaustausches nach sich zog [2]. Ausgehend von dieser Tatsache prägte Suter unter Berücksichtigung des intrapulmonalen Rechts-Links-Shunts bei optimaler Sauerstoffsättigung und minimaler Kreislaufbeeinträchtigung den Begriff des „best PEEP“, der in neueren Untersuchungen modifiziert wurde [56, 57, 97, 98]. Intensive experimentelle und klinische Arbeiten der letzten Jahre zeigen, daß eine Überdruckbeatmung mit PEEP nach kurzer Zeit zu Schäden im Lungenparenchym bzw. Alveolarbereich führt [9, 13, 14, 68, 72, 86].

Die beobachteten negativen Einflüsse auf das Lungenparenchym führten unlängst anläßlich eines Workshops zu der Forderung nach einer „respiratorischen Beatmung" [14]. Hiermit waren geringe Druckanstiege während des Beatmungszyklus gemeint, die den Alveolarbereich möglichst wenig belasten, ja wenn möglich die Lunge „ruhig" stellen [14].

Patienten, die an einer kritischen Erhöhung des Atemwegwiderstandes leiden und in deren Folge beatmet werden müssen, verlangen daher nach einer modifizierten Beatmungstechnik [23, 37, 38]. Sie haben gewöhnlich neben einer erhöhten Resistance auch eine verminderte Compliance. Da aber die Compliance der Lunge oder des Thorax nur äußerst gering beeinflußt werden kann, gilt es, Veränderungen in der Resistance herbeizuführen [104]. Diese atemmechanischen Hindernisse können durch Modifikation der Atemgase beeinflußt werden [53]. Durch die Erkenntnis, daß ein He-O_2-Gemisch im Gegensatz zu turbulenten Strömungen während einer N_2-O_2-Beatmung auch bei hohem Flow ein laminares Strömungsprofil garantiert, wurden Überlegungen angestellt, He-O_2-Gase zur Ventilation anzuwenden [23, 53, 70]. Physikalische Berechnungen bewiesen, daß im Idealfalle aufgrund der abnehmenden Resistance unter He-O_2-Beatmung die Beatmungsdrücke auf 60% im Vergleich zur N_2-O_2-Anwendung sinken müßten [53, 70]. Versuche mit der Starling-Pumpe, bei denen gleiche Volumina Helium und Luft (500 ml) pro Zeiteinheit durch eine definierte Stenose gepreßt wurden, untermauerten diese Vermutung (Abb. 1). Anschließende Untersuchungen am langzeitbeatmeten lungengesunden Hund deuteten darauf hin, daß unter den Bedingungen einer Normoventilation eine Reduktion der Beatmungsdrücke, Atemminutenvolumina sowie inspiratorischer Resistance zu verzeichnen waren [23]. Die Unterschiede der dynamischen Beatmungsparameter bei Anwendung beider Gase im Vergleich wurden noch größer, wenn ein artifizieller Bronchospasmus durch Acetylcholinvernebelung provoziert wurde [23].

Erfahrungen über eine verbesserte Atemarbeit unter Spontanatmung mit He-O_2-Gemischen besitzt man schon seit vielen Jahren [4, 15, 19, 20, 26, 28, 34, 47, 59, 60, 83, 92, 107, 110]. Klinische Untersuchungen bei Verwendung dieses Ge-

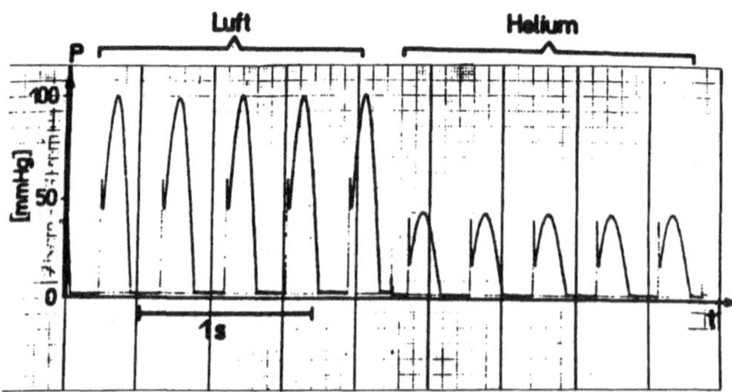

Abb. 1. Druck-Zeit-Diagramm bei konstantem Flow und Volumen He-Luft, Atemstoß: 500 ml; Stenosen Ø: 3,0 mm (Ø = Durchmesser) (Original-Registrierung)

misches zur Beatmung wurden bisher in der Literatur nicht mitgeteilt. Ziel der vorliegenden Arbeit war es, das Verhalten dynamischer Beatmungsparameter, des pulmonalen Gasaustausches und der Hämodynamik unter verschiedenen PEEP-Situationen während einer He-O_2-Beatmung im Vergleich zu einer N_2-O_2-Ventilation zu untersuchen.

Dazu sollten verschiedene Patientengruppen dienen:

- Polytraumatisierte Patienten, bei denen es aufgrund des Verletzungsmusters zu einer Einschränkung der Atemmechanik und des Gastransportes gekommen war (z. B. Rippenserienfraktur, Aspiration etc).
- Polytraumatisierte Patienten, die keine Störungen im Bronchialbereich hatten, bei denen aber aufgrund des heutigen Wissensstandes über pathophysiologische Mechanismen im alveolokapilären Bereich bei der Krankkeit „Polytrauma" eine temporäre prophylaktische Beatmung indiziert ist [41]. Insbesondere gilt dies, wenn zusätzlich ein hoher Blutverlust eingetreten ist, der substituiert werden mußte.
- Patienten mit einer pulmonalen Dysfunktion, wie sie z. B. nach Langzeitanästhesien gesehen wird.

Weiterhin sollte festgestellt werden, ob im Rahmen einer Beatmung über mehrere Tage bei temporärer Anwendung von He-O_2-Gemischen kontinuierlich günstige Ergebnisse bei dem verwendeten Inertgemisch im Vergleich zu N_2-O_2 zu sehen sind.

In einer weiteren Meßreihe wollten wir festhalten, wie sich insbesondere die dynamischen Beatmungsparameter unter Langzeitbeatmung verändern würden. Hier boten sich Patienten nach Herzoperationen an, bei denen eine postoperative Nachbeatmung routinemäßig durchgeführt wird.

Die Ergebnisse und Aspekte dieser Untersuchungen führten zur Entwicklung eines geschlossenen Beatmungssystems, das an den Servo-Ventilator (Fa. Siemens) angeschlossen werden kann. Dies ist letzten Endes von Vorteil, weil Helium recht teuer ist und nur begrenzt zur Verfügung steht. Mehrere Patienten wurden mit Hilfe dieses Systems beatmet. An einem klinisch gut dokumentierten Einzelfall, bei dem über einen Doppellumen-Tubus eine Patientin mit ARDS (Zustand nach Leberteilresektion, Lungenkontusion links, Polytrauma) beatmet wurde, werden Vorteil und Wirkungsweise dieses Systems erklärt. Nebenbei sei bemerkt, daß, basierend auf den hier entwickelten Vorschlägen von der Firma Siemens, ein Anästhesie-Servo-Ventilator entwickelt wurde, der im geschlossenen Narkosesystem arbeitet. Weiterhin wurde mir freundlicherweise eine Graphik von Herrn Prof. Kaminski, Warschau, zur Verfügung gestellt (Abb. 87), bei der auf die Vorteile einer He-O_2-Applikation unter CPAP-Bedingungen hingewiesen wird; ihm sei hier gedankt. (Das geschlossene Beatmungssystem wurde nach den in dieser Arbeit entwickelten Vorstellungen vom leitenden Entwicklungs-Ingenieur, Herrn S. G. Olsson, der Firma Siemens-Elema, Stockholm, als Prototyp speziell für diese Untersuchungen konstruiert.)

2 Die Bedeutung des Heliums in der Medizin

1936 berichteten Barach und Eckmann zum ersten Mal, daß unter Spontanatmung bei Anwendung von Helium-O_2-Gemischen eine verbesserte Atemmechanik zu sehen war [4]. Sie legten insbesondere Wert auf den verbesserten Peak-Flow in der Exspirationsphase. Segal, ein Zeitgenosse Barachs, führte in einzelnen Fällen eine suffiziente alveoläre Ventilation bei Asthmatikern im Status asthmaticus nur darauf zurück, He-O_2-Gemische angewendet zu haben [92]. Er sah dies sogar in 4 Fällen als Kausalität des Überlebens an. Ähnliches berichteten Ishikawa und Ito [47, 48]. Mit Hilfe einer verbesserten Methodik untersuchten Grimrath et al. 1978 das Verhalten dynamischer Atemgrößen und den pulmonalen Gasaustausch unter He-O_2-Atmung (79%–21%) im Vergleich zu N_2-O_2 (Luft) [36]. Dabei bewiesen sie, daß die Atemarbeit unter He-O_2 (80%–20%) wesentlich verbessert ist, das arterielle pO_2 unter N_2-O_2 (80%–20%) im Vergleich zu He-O_2 jedoch gering erhöht ist. Sie führten als Hypothese für dieses Ergebnis an, daß der alveolokapilläre Transportmechanismus für He-O_2 möglicherweise erschwert sei. Harder berichtete 1972 in seiner Untersuchung über die „Tracheobronchiale Lavage", daß bei Patienten, denen man bronchoskopisch schleimige Auflagerungen aus Trachea und Bronchien entfernte, eine Ventilation nur mit Hilfe von He-O_2 möglich wäre [38]. Endobronchiale Stenosen könnten durch dieses Gas überbrückt werden [38]. Er konnte diesen Mechanismus, wie er erklärend aus der „Synopsis der Anästhesie" hinzufügte, aber nicht erklären. Leider existieren über diese Untersuchungen keine atemdynamischen und blutgasanalytischen Ergebnisse.

Zum gegenwärtigen Zeitpunkt hat das Helium folgende praktische Bedeutung:

- Aufgrund seiner schnellen Einwaschzeit in den Alveolarbereich dient es zur Erfassung statischer Lungenfunktionsgrößen (RV, FRC) [22, 39, 40, 42, 44, 46, 54, 79, 85, 90, 100, 103, 104].
- Atemmechanische und statische Veränderungen von Lungenfunktionsgrößen bei Erkrankungen der Atemwege und des Parenchyms können z. T. frühzeitig erfaßt werden [5, 15, 28, 29, 33, 34, 44, 60, 61, 63, 65, 66, 82, 91, 107, 110].
- Tiefseetauchen wurde erst durch die He-Benutzung ermöglicht. Hierzu liegen viele Untersuchungen vor, die ein He-O_2-Gemisch bzgl. seiner Beeinflussung auf Gasaustausch, Metabolik, Wärmeleitfähigkeit, Arbeiten in hyperbarer Umgebung, Veränderung der Schallgeschwindigkeit (Sprache) charakterisieren [1, 3, 6, 11, 16, 18, 20, 25–27, 30, 45, 48, 51, 58, 59, 62, 64, 77, 78, 80, 84, 87–89, 93, 95, 99, 101, 105, 111].

3 Physikalische Grundlagen

Die Strömungsvorgänge in den Luftwegen bei der Atmung sind von komplizierter Natur und nicht in allen Einzelheiten verstanden. Auch Modellversuche sind wegen der Vielzahl der Parameter schwierig bzw. bei zu starker Vereinfachung nicht sehr aussagekräftig. Hier geht es um die Frage, ob eine künstliche He-O_2-Beatmung gegenüber einer N_2-O_2-(Luft-) Beatmung bei gleichem Flow mit einem geringeren Druck durchführbar ist.

Es sei vorweggenommen, daß diese Frage dann von der Theorie her positiv beantwortet werden kann, wenn in einem für den Gesamtströmungswiderstand wesentlichen Teil des Atmungssystems turbulente Strömung bei Luftbeatmung vorliegt.

Man kann grob abschätzen, ob dies für die gegebenen anatomischen und physiologischen Bedingungen beim Menschen der Fall ist, indem man die Reynoldzahlen R_e der jeweiligen Strömungsabschnitte ermittelt.

Trachea mit der Länge $L = 12$ cm
Durchmesser $d = (1{,}8 - 2)$ cm, also $L/d = 6 - 6, 7$.

Bei einem vorgegebenen mittleren Flow von $\mathring{V} = 0{,}6$ l/s ergibt sich eine mittlere Strömungsgeschwindigkeit von

$$w = \mathring{V}/A = \mathring{V}\left(\frac{\pi}{4} \cdot d^2\right) = 2\,\frac{m}{s} \qquad [53, 70] \qquad (A = \text{Rohrquerschnitt})$$

Die Reynoldzahl wird mit der kinematischen Zähigkeit $\nu = 17{,}5 \cdot 10^{-8}$ m^2/s für Luft und 37 °C (310 K)

$$R_e = \frac{dw}{\nu} = \frac{2 \cdot 10^{-2}\,m \cdot 2 \cdot ms^{-1}}{17{,}5 \cdot 10^{-6}\,m^2\,s^{-1}}$$

$$= \frac{4}{17{,}5} \cdot 10^4 = 2.300 \qquad [53, 70]$$

In der Trachea ist also schon unter Verwendung der mittleren Strömungsgeschwindigkeit bei normaler Beatmung die kritische Reynoldzahl $R_{e\,krit} = 2.300$ erreicht, das heißt, es kann dort Turbulenz auftreten.

Für die Spitzengeschwindigkeiten während des Atemzyklus wird $R_{e\,krit}$ überschritten, insbesondere natürlich an Stenosen, z. B. in den Bronchien. In den weiteren Atemwegen – den 2 Hauptbronchien, den Bronchien und Bronchiolen bis zu den etwa 300 Millionen Alveolen – erfolgen die Verzweigungen mit schrittweise abnehmenden Durchmessern, aber zunehmend im Gesamtquerschnitt.

Daraus folgt, daß die mittlere Strömungsgeschwindigkeit in Richtung der Alveolen abnimmt, sie beträgt in der 10. Generation der Bronchienteilung noch etwa 0,4 m/s und kurz vor den Alveolen nur noch ca. 0,003 m/s ($R_e \sim 0{,}1$).

Falls also in den großen Luftwegen turbulente Strömung vorliegt, muß diese (wahrscheinlich hinter den Hauptbronchien) in laminare umschlagen. Jedoch sind die R_e-Zahlen wegen der zeitlich und örtlich sich ändernden Geschwindigkeit nicht allein für die Unterscheidung laminar – turbulent maßgebend. Die stets nur kurzen Rohrstrecken (z. B. Bronchien $L/d \sim 3{,}5$) rufen immer neue Einlaufvorgänge und somit Wirbelbildungen verbunden mit zusätzlichen Strömungswiderständen hervor – auch bei unterkritischen Reynoldzahlen.

Diese zusätzlichen Strömungswiderstände müssen proportional zur Dichte des Gases (also bei Luft größer als bei He-O_2) sein, weil die kinetische Energie des Wirbels mit der Masse steigt.

Der Druckverlust Δp an einem Rohr kann einheitlich für laminare wie turbulente Strömung durch das Gesetz von Darcy beschrieben werden.

$$\Delta p = \lambda \cdot \zeta \cdot \frac{L}{d} \cdot \frac{w^2}{2} \qquad [53, 70]$$

Darin sind ζ die Dichte des Gases und λ die sog. Rohrreibungszahl.

Für laminare Strömung ist λ berechenbar:

$$\lambda_{lam} = 64/R_e = \frac{64 \cdot \eta}{\zeta \cdot dw} \qquad [53, 70]$$

Eingesetzt in das Gesetz von Darcy ergibt dies

$$\Delta p = \frac{64 \cdot \eta}{dw} \cdot \zeta \cdot \frac{L}{d} \cdot \frac{w^2}{2} \cdot = \frac{32 \cdot \eta}{d^2} \cdot L \cdot w \qquad [53, 70]$$

d. h. für laminare Strömung ist der Druck der Strömungsgeschwindigkeit w und damit dem Flow und nicht zu dessen Quadrat proportional. Dies ist allgemein bekannt.

Auch ist bei laminarer Strömung der Druckabfall ersichtlich unabhängig von der Dichte ζ, aber proportional zur dynamischen Zähigkeit η.

Folgerung: Ein He-O_2-Gemisch (mit 30% O_2), welches eine gegenüber Luft um den Faktor 1,08 größere dynamischen Zähigkeit, aber nur ein Drittel der Dichte (von Luft) besitzt, muß bei rein laminarer Strömung sogar einen um diesen Faktor 1,08 größeren Strömungswiderstand hervorrufen.

Ganz anders jedoch sind die Verhältnisse, wenn die Luftströmung turbulent ist, Dies soll jetzt unter Verwendung von Formeln und dem Diagramm für die Rohrreibungszahl λ erklärt werden.

Für turbulente Strömung ist λ nicht exakt mathematisch bestimmbar, die Ergebnisse werden durch Näherungsformeln beschrieben. Dabei muß zwischen „hydraulisch glatten“ und „rauhen“ Rohrwänden (mittlere Rauhigkeitsabmessung = k) unterschieden werden.

a) Bei glatten Rohrwänden (k ~ 0) gilt nach Prandtl und v. Karman:

$$\lambda = 1/\left(2 \lg \frac{R_e \cdot \sqrt{\lambda}}{2{,}51}\right)^2 \qquad [53, 70].$$

Auf der rechten Seite ist also λ nochmals implizit enthalten, außerdem ist λ eine Funktion der Reynoldzahl: $\lambda = f(R_e)$ [53, 70].

b) Für rauhe Wände gilt im Bereich sehr großer Reynoldzahlen nach Nikuradse

$$\lambda = 1/\left(2 \lg \frac{d}{k} + 1{,}138\right)^2 \qquad [53, 70].$$

Hier ist also λ allein eine Funktion der relativen Rauhigkeit d/k und gänzlich unabhängig von R_e und damit auch von der Dichte ζ.

c) Für das Übergangsgebiet zwischen glatten und rauhem Verhalten, also für mittlere R_e-Zahlen, gilt die Beziehung von Colebrook, nach der λ sowohl eine Funktion von R_e als auch d/k ist:

$$\lambda = f\left(R_e, \frac{d}{k}\right); \qquad [53, 70]$$

(die Funktion sei hier nicht näher erläutert).

Alle diese Beziehungen nach a) bis c) für turbulente Strömung als auch die Gleichung $\lambda_{lam} = 64/R_e$ für laminare Strömung können gemeinsam in einem beidachsig logarithmisch unterteilten Diagramm (auch als Colebrook-Diagramm bekannt) graphisch dargestellt werden (Abb. 2).

Aus diesem λ-R_e-Diagramm kann nun der erste der 3 Gründe für die mögliche Herabsetzung des erforderlichen Druckabfalles Δp bei vorgegebenem Flow $\mathring{V}$ (und damit gegebenem w bzw. R_e) abgelesen werden: Liegt die Reynoldzahl $R_e = \frac{\zeta \cdot d \cdot w}{\eta}$ in einem Strömungsabschnitt bei Luftbeatmung nicht mehr als um den Faktor $\zeta_1 \eta_2 / \zeta_2 \eta_1 = 3/1{,}07 = 2{,}8$ über $R_{e\,krit}$ ($R_e = 2.300 \cdot 2{,}8 = 6.440$), so sinkt sie bei Verwendung von He statt Stickstoff unter den kritischen Wert.

Jedoch führt dies nur dann zu einer kleineren Rohrreibungszahl λ im laminaren Gebiet, wenn die R_e-Zahl für die Luftbeatmung mindestens größer als $R_e \sim 4000$ war! Je mehr man sich für Luftbeatmung $R_e = 6000$ nähert, um so besser ist der Verbesserungsfaktor für He-O_2-Beatmung. Der somit maximal erzielbare Verbesserungsfaktor bei einer relativen Wandrauhigkcit von 1% (d/k =

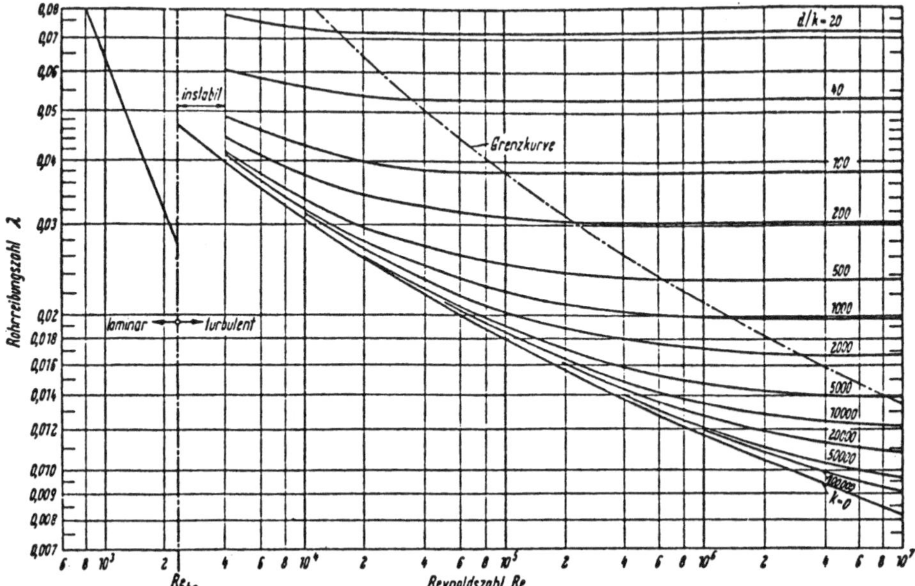

Abb. 2. Colebrook-Diagramm; logarithmische Auftragung der Rohrreibungszahl λ gegen die Reynoldsche Zahl (R_e). Besondere Kennzeichnung: Umschlag laminare Strömung in turbulente Strömung (Luft); R_e = 2.300; k = Rauhigkeitsabmessung; d = Durchmesser

100) beträgt 1,64; der Strömungswiderstand sinkt also maximal auf $\frac{100\%}{1{,}64} = 61\%$ des Widerstandes bei normaler Luftbeatmung.

Der 2. Grund für die Herabsetzung des erforderlichen Beatmungsdruckes bei Verwendung eines He-O_2-Gemisches wird dann bedeutungsvoll, wenn für die Luftbeatmung in einem Strömungsabschnitt die kritische R_e-Zahl um *mehr* als den Faktor 2,8 überschritten wird.

Dann bleibt man auch bei der He-O_2-Beatmung in turbulenten Gebieten. Setzt man nach b) den von R_e und damit auch von der Dichte ζ unabhängigen Wert von η nach Nikuradse in das Gesetz von Darcy $\Delta p = \lambda \cdot \varrho \cdot \frac{L}{d} \cdot \frac{w^2}{2}$ ein, so erkennt man, daß auch für sehr hohe Reynoldzahlen der Druckabfall Δp mit der Dichte ζ steigt, und zwar linear.

Für hydraulisch glatte Rohre ergibt sich bei Einsetzen von λ nach Prandtl und v. Karman entsprechend a)

$$\lambda = 1/\left(2 \cdot \lg \frac{R_e \cdot \sqrt{\lambda}}{2{,}51}\right)^2 = 1/\left(2 \cdot \lg \frac{\zeta \cdot dw}{\eta \cdot 2{,}51}\right)^2 \qquad [53, 70].$$

in das Gesetz von Darcy, daß auch hier der Druckabfall mit der Dichte ζ steigt, allerdings weniger stark als linear (ζ steht linear im Zähler und nochmals im Argument des Logarithmus des Nenners).

Ähnliches gilt für das Übergangsgebiet zwischen glatten und rauhem Verhalten nach der Colebrook-Beziehung.

Der 3. Grund für das mögliche Sinken des Beatmungsdruckes bei gleichem Flow vermittels Ersatz von Stickstoff durch Helium wurde bereits diskutiert - es sind die mit Wirbelbildung verbundenen Einlaufvorgänge an den stets nur kurzen Rohrstrecken zwischen 2 aufeinanderfolgenden Verzweigungen. Hier ist eine Herabsetzung der Wirbel-Druckverluste auf ⅓ zu erwarten (Verbesserungsfaktor 3 entsprechend Dichteverhältnis Luft/(He-O_2).

Entgegenwirkend steigt jedoch der von der Dichte ζ unabhängige laminare Anteil des Strömungswiderstandes bei Ersatz von Stickstoff durch Helium um den Faktor 1,08 an. Die prozentualen Anteile des laminaren Widerstandes am Gesamtwiderstand sind unbekannt, da sicher pathophysiologisch veränderbar und wahrscheinlich auch individuell verschieden.

Zusammenfassend sei festgestellt:

Nennenswerte Erniedrigungen der Beatmungsdrücke für ein He-O_2-Gemisch (70%:30%) bei gleichem Flow gegenüber N_2-O_2 (70%:30%) sind zu erwarten,

- wenn die R_e-Zahlen in wesentlichen Teilen der Atemwege größer als etwa 4.000 sind oder,
- wenn die durch Einlaufvorgänge an den relativ kurzen Rohrstücken von konstantem Durchmesser d erzeugten Wirbel-Druckverluste (auch bei unterkritischen R_e-Zahlen) einen erheblichen Teil des gesamten Druckabfalls ausmachen.

Generell kann aber aus der Theorie abgeleitet werden, daß mit wachsendem Flow und wachsendem Strömungswiderstand (z. B. Stenosen im Bronchienbereich) sowie wachsender Wandrauhigkeit die He-O_2-Beatmung gegenüber der normalen Luftbeatmung immer günstiger werden muß [53, 70].

4 Material und Methode

Die Untersuchung wurde zunächst an 29 Patienten durchgeführt, die in 3 Kollektive eingeteilt wurden.

a) Polytraumatisierte Patienten *mit* Verletzungen der Lungen oder Thorax (n = 19, Gruppe 1).
   Als Beeinträchtigung der Thorax- und Lungenfunktion wurden gerechnet:
   Rippenserienfrakturen (RSF),
   Aspiration,
   Lungenkontusion,
   Pneumo- und Hämatothorax.
b) Polytraumatisierte Patienten *ohne* Verletzungen der Lungen oder des Thorax (n = 4, Gruppe 2).
c) Patienten mit pulmonaler Dysfunktion (n = 6, Gruppe 3). Dazu wurden Patienten mit postoperativer Ateminsuffizienz bei schweren abdominalchirurgischen Komplikationen gerechnet (Nahtinsuffizienz mit nachfolgender Peritonitis bei Gastrektomien, Kolektomien und Dünndarmresektionen).

Als „Polytrauma" definierten wir in Anlehnung an unsere Traumatologie eine Verletzung mit folgenden Voraussetzungen:

> Gleichzeitig entstandene Verletzungen mehrerer Körperregionen, Organsysteme oder Organe, wobei wenigstens eine Verletzung oder die Kombination mehrerer Verletzungen als lebensbedrohend zu bezeichnen sind [41].

Als Ausschlußkriterien für die Untersuchungen galten:

- Kinder unter 15 Jahren,
- Patienten, die mit einem F_IO_2 von mindestens 0,4 beatmet werden mußten.

Da bei einem Sauerstoffanteil von 40% sich die Dichte des Beatmungsgases verändert (höhere Dichte!) und dadurch auch die Strömungsverhältnisse, sollte dies Gegenstand einer anderen Untersuchung werden. Außerdem stand uns primär dieses Gas nicht zur Verfügung, was auf die begrenzten finanziellen Mittel für diesen Forschungskomplex hinweisen soll.

Bei allen Patienten war unabhängig von dem jeweiligen Thoraxtrauma aufgrund des Gesamtverletzungsmusters und heutigen Wissensstandes über den pulmonalen Gasaustausch beim Polytrauma und den Zweiteingriffen nach ausgedehnten abdominalchirurgischen Eingriffen die Indikation zur Beatmung gegeben [41, 56, 102, 106, 109]. Alle Patienten kamen entweder beatmet zur Intensivstation oder mußten kurz nach Aufnahme auf der Intensivstation notfallmäßig intubiert und einer Respiratortherapie unterzogen werden. Es existieren aus diesem Grunde keine Kontrollwerte vor der Intubation bzw. zu Beginn der kontrollierten Beatmung. Ein Teil der Patienten konnte über mehrere Tage untersucht werden (13 Patienten über 2 Tage, 8 über 3 und 7 über 4 Tage). Als Beatmungsgerät diente der Servo-Ventilator 900 B (Siemens-Elema-Schölander). Mit Hilfe eines zugeschalteten CO_2-Analyzers (Messung erfolgt über Infrarotabsorption des CO_2) und eines Compliance-Rechners (Siemens) konnte das effektive Atemminutenvolumen die inspiratorische Resistance, die Beatmungsspitzen- und Plateaudrücke sowie die endexpiratorische CO_2-Konzentration mit klinisch-wissenschaftlich hinreichender Genauigkeit bestimmt werden [17, 49, 68, 74, 76, 81, 82]. Die Atemfrequenz AF betrug 12/min, das Atemzeitverhältnis I:E = 1:2. Die Untersuchungen wurden mit einem N_2-O_2- bzw. He-O_2-Gemisch (Fa. Messer Griesheim GmbH) bei jeweils einer inspiratorischen Sauerstoffkonzentration von 30% durchgeführt, eine Kontrolle erfolgte im Inspirationsschenkel über den Oxycom 100 D. Gemessen wurde unter den Bedingungen einer alveolären Normoventilation (endexspiratorischer CO_2-Gehalt ~ 4,2–4,6%) [17].

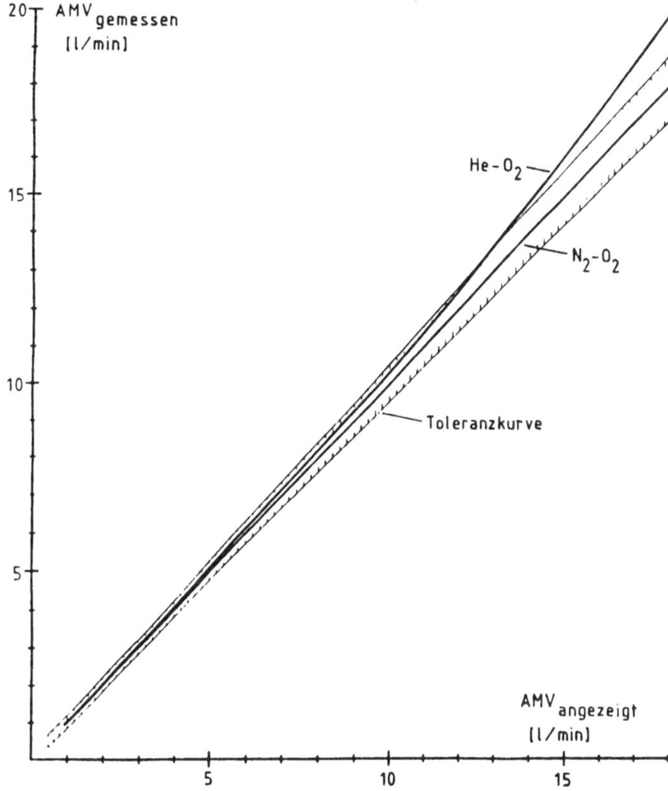

Abb. 3. Meßfehler des geräteseitig angezeigten Atemminutenvolumens (AMV exsp. bei Verwendung von N_2-O_2- und He-O_2-Gasgemischen; F_IO_2: 0,3); AMV angezeigt bei SV 900 B; AMV gemessen mit Glockenspirometer Pulmotest (Fa. Godart-Statham, Bremen)

Eine zusätzliche Kontrolle erfolgte über eine arterielle Blutgasanalyse ($p_aCO_2 \sim 40$ mmHg). Diese Größe wurde für den Meßbereich PEEP 0 cm H_2O eingestellt und bei den weiteren PEEP-Manövern (5, 10 und 15 cm H_2O) nicht nachkorrigiert. Für beide Gasgemische wurden in Vorversuchen mit Hilfe eines Glockenspirometers (De Bilt, Fa. Gould Statham) die mit dem Servo-Ventilator exspiratorisch gemessenen Gasvolumina kontrolliert und Eichkurven bestimmt (Abb. 3). Diese Untersuchung erschien wichtig, um die Gültigkeit des Meßprinzips sowohl für die Verwendung eines N_2-O_2- als auch eines He-O_2-Gemisches trotz unterschiedlicher Flow-Muster zu sichern. Es zeigte sich, daß der Meßfehler bei einer He-O_2-Beatmung bis zu einem Volumen von ca. 10 l/min zu vernachlässigen ist ($<5\%$). Diese Größe wurde in den seltensten Fällen überschritten. Bei allen Patienten wurde eine A. radialis zur blutigen Druckmessung (MAP) und zur Entnahme arterieller Blutgasanalysen kanüliert (Druckaufnehmer und -wandler Fa. Bentley, Verstärker Fa. Hellige). Die Blutgase wurden mit dem Blutgas-Analyzer „pH Blood Gas 165“ der Firma Corning bestimmt. Zur exakten Erfassung der kardiopulmonalen Parameter erhielten alle Patienten einen Swan-Ganz-Katheter (Fa. Edwards). Mit dessen Hilfe konnten das Herz-Zeit-Volumen (HZV=CO l/min; Gerät Fa. Fischer) nach der Hämodilutionsmethode [31], der zentralvenöse Druck (CVP; mmHg), der Mitteldruck in der A. pulmonalis ($\bar{p}_{ap}$; mmHg) und der pulmonale Kapillarverschlußdruck ($\bar{p}_{cp}$; mmHg; wedge pressure) erfaßt werden. Der Swan-Ganz-Katheter wurde über die V. iugularis interna unter Druckkontrolle in die A. pulmonalis vorgeschoben. Über die Spitzenöffnung des Katheters konnte Blut zur Analyse der gemischtvenösen Blutgase entnommen werden. Alle Druckwerte wurden über Druckeinschübe (Fa. Hellige) digital registriert sowie auf einen 6-Kanal-Schreiber (Hellige) mitgeschrieben.

Mit Hilfe der direkt erfaßten hämodynamischen Parameter konnten folgende Größen errechnet werden:

Schlagvolumen:

$$SV = \frac{HZV}{HF} \cdot 1000 \text{ (ml)}$$

Peripherer Gefäßwiderstand

$$TPR = \frac{MAP - \bar{p}_{ap}}{HZV} \cdot 80 \text{ (dyn} \cdot \text{s} \cdot \text{cm}^{-5}\text{)}$$

Pulmonaler Gefäßwiderstand

$$PVR = \frac{\bar{p}_{ap} - \bar{p}_{cp}}{HZV} \cdot 80 \text{ (dyn} \cdot \text{s} \cdot \text{cm}^{-5}\text{)}$$

Gesamt-O_2-Verbrauch

$$O_2\text{-Verbrauch} = 10 \cdot HZV\ [(Hb \cdot 1{,}34 \cdot S_aO_2 + p_aO_2 \cdot 0{,}0031) - [(Hb \cdot 1{,}34 \cdot S_vO_2 + p_vO_2 \cdot 0{,}0031)] \quad (\text{ml } O_2/\text{min})$$

Intrapulmonale Rechts-Links-Shunt-Fraktion Q_s/Q_t

$$\frac{Q_s}{Q_t}=\frac{(Hb\cdot 1{,}34\cdot S_cO_2+0{,}0031)\cdot(p_B\cdot F_IO_2-p_{H_2}O-p_aCO_2)-(Hb\cdot 1{,}34\cdot S_aO_2+0{,}0031)\cdot p_aO_2)}{(Hb\cdot 1{,}34\cdot S_cO_2+0{,}0031)\cdot(p_B\cdot F_IO_2-p_{H_2}O-p_aCO_2)-(Hb\cdot 1{,}34\cdot S_vO_2+0{,}0031)\cdot p_vO_2)}\,\%$$

Von Gruppe 1 (n = 19) konnten nur hämodynamische Parameter von 18 Patienten ausgewertet werden.

In einer weiteren Untersuchungsreihe in je 12 Patienten bei Zustand nach Implantation eines aortokoronaren Bypass konnten Ergebnisse im Langzeitversuch bei He-O_2 bzw. N_2-O_2-Beatmung gewonnen werden. Hier wurde ebenfalls der Servo-Ventilator 900 B mit seinen Anschlußgeräten benutzt. Zusätzlich wurden die Inspirationsdrücke mit Hilfe eines Y-T-Schreibers (Siemens) registriert. Alle Patienten hatten keinen Swan-Ganz-Katheter, sondern wurden nur durch das Routinemonitoring überwacht. Dazu zählten: EKG, blutige arterielle und zentralvenöse Druckmessung, LA-Katheter (LA = left atrium) zum Erfassen der linken Vorhofdrücke. Die Untersuchungen begannen gewöhnlich 2 h nach Ankunft der Patienten auf der Intensivstation, nachdem die wichtigen Primärverrichtungen (Elektrolytbestimmungen, Anschluß an die Thoraxsaugung, Monitoring etc. durchgeführt waren. Die Beatmung erfolgte bei einem PEEP von 5–7 cm H_2O, der bei ausgeglichenen Volumenverhältnissen zu keiner Beeinträchtigung der Hämodynamik führt [2, 32, 57, 67, 71, 98]. Alle Patienten waren sediert und relaxiert. Als Zeichen der Normoventilation wurde das endexspiratorische CO_2 (4,2–4,6 Vol%) gewertet, das zusätzlich blutgasanalytisch belegt wurde ($p_aCO_2 \sim 40$ mmHg). Bei Bedarf wurde im Verlauf der Beobachtung des AMV korrigiert, damit dieser endexspiratorische Wert eingehalten wurde. Es sollte die Frage geklärt werden, ob eine Langzeitbeatmung über 6 h die dynamisch wichtigen Atemparameter und He-O_2-Anwendung im Vergleich zu einer N_2-O_2-Beatmung modifiziert. Ein Wechsel der Gase am Einzelpatienten wurde nicht vorgenommen, so daß in 2 Gruppen eingeteilt werden konnte. Je 12 Patienten wurden mit N_2-O_2 (70%–30%) bzw. He-O_2 (70%–30%) ventiliert. Zeigte das endexspiratorische CO_2 und das p_aCO_2 im Laufe der Beatmung eine Abweichung von der Norm, so wurde eine Korrektur des Atem-Volumens vorgenommen.

Um ein He-O_2-Gas ökonomisch ausnutzen zu können, wurde durch die hier vorgestellten Ideen ein geschlossenes Beatmungssystem (Prototyp) von der Firma Siemens-Elema entwickelt (Abb. 4). Das Ausatemgas wurde durch einen CO_2-Absorber geleitet und in einem nachgeschalteten Reservoir gesammelt. Hieraus saugt ein Kompressor das CO_2-freie Gas ab und bringt es auf den Betriebsdruck des Servo-Ventilator (~2,2 bar). Über ein Zumischventil wird dieses komprimierte Gas in den Primärkreis des Servo-Ventilators eingebracht. Gasverluste (Undichtigkeiten im System, Gasverbrauch durch den Patienten) werden durch den Zulauf des Betriebsgases kompensiert. Zur Kontrolle des inspiratorischen Sauerstoffgehaltes und der exspiratorischen Normokapnie dienten ein O_2-Sensor und ein CO_2-Analyzer (Kapnograph).

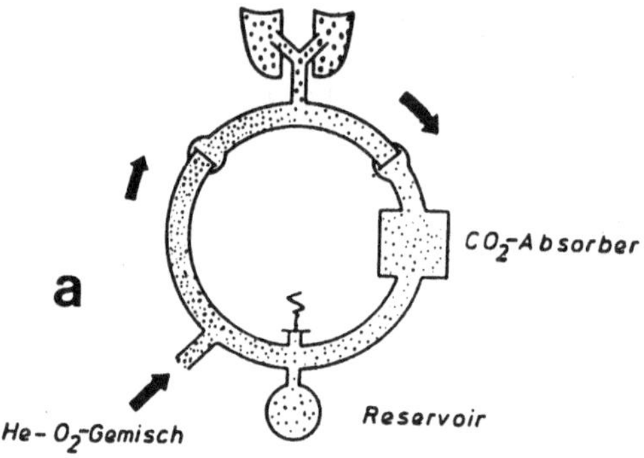

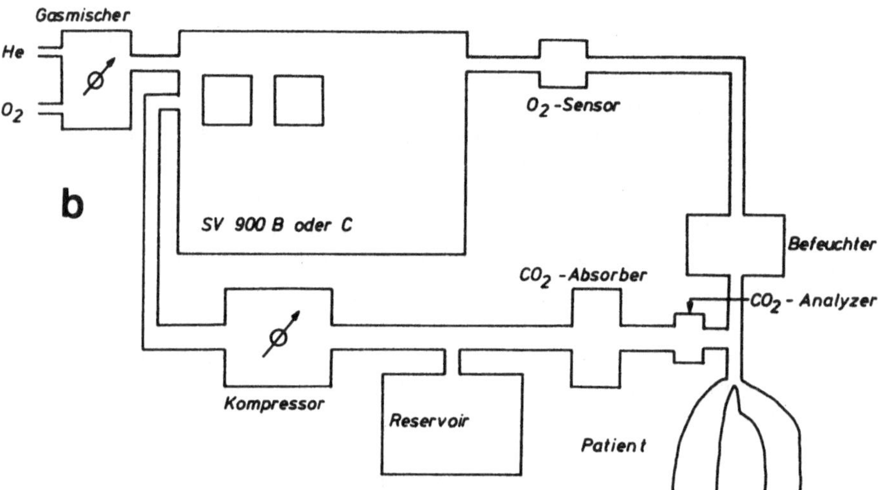

Abb. 4a, b. Skizze zur Beatmung im geschlossenen System mit He-O_2-Gemischen **(a)** mit Modell **(b)**; inspiratorisch eingeschaltet O_2-Analyzer; exspiratorisch eingeschaltet CO_2-Analyzer

Die Ergebnisse der Graphik von Prof. Kaminski wurden bei einem intubierten Patienten in der Entwöhnungsphase erhoben. Abwechselnd wurden in diesem Falle in den Inspirationsfluß 60% N_2 oder He zur 40% Sauerstoff zugemischt. Gemessen wurden hier insbesondere der tiefste erreichte negative Druck in den Atemwegen während der Inspirationsphase und das endexspiratorische CO_2.

Von allen erfaßten Werten wurden die Mittelwerte $\bar{x}$ sowie der mittlere Fehler der Standardabweichung $s_{\bar{x}}$ errechnet und graphisch dargestellt. Die statistische Beurteilung der Ergebnisse der polytraumatisierten Patienten erfolgte mit dem Student-(t-) Test für verbundene Wertepaare. Die Wertung der Daten der koronarchirurgischen Patienten erfolgte mit dem Student-(t-) Test für nicht verbundene Wertepaare [108]. Eine Irrtumswahrscheinlichkeit wurde angenommen für $p < 0{,}05$.

4.1 Methodenkritik

Da der eigene Arbeitsbereich eine chirurgische Intensivstation war, wurden in Ermangelung eines Asthmatiker--Patientengutes polytraumatisierte Patienten zur Untersuchung herangezogen. Bei chronisch-obstruktiven Lungenerkrankungen hätte man möglicherweise noch aussagekräftigere Ergebnisse erhalten, insbesondere auch deswegen, weil dieses Gasgemisch in einer neueren Übersicht als „Ultima ratio" beim Status asthmaticus angesehen wird [37]. Außerdem dürften endexspiratorisches CO_2 und Resistance mit Hilfe eines Massenspektrometers bzw. Ganzkörperplethysmographen noch exakter sein. Sie haben insbesondere in der klinischen Diagnostik ihren Platz gefunden. Die von uns verwendete Meßeinheit ist hinsichtlich ihrer klinisch-wissenschaftlichen Aussagekraft vielfältig überprüft, auch im Vergleich mit dem Massenspektrometer, und liefert sofort Daten, die verläßlich sind [49, 68, 75, 81, 82]. Es kam auch darauf an, eine Methode zu verwenden, die den Anforderungen eines großen klinischen Routinebetriebs gerecht wird. Dies bedeutet, Ergebnisse rasch zu gewinnen, damit die Therapie entsprechend durchgeführt werden kann.

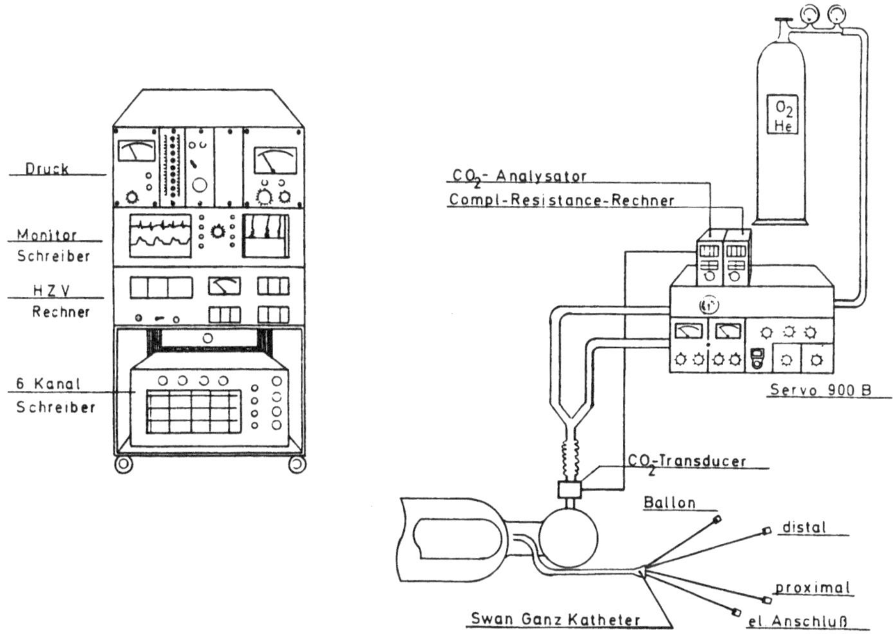

Abb. 5. Erfassen der Lungen- und Kreislauffunktion während einer He-O_2-Beatmung. *Links:* Blutdruck-Meßgerät; Monitor; HZV-Rechner; 6-Kanal-Schreiber. *Rechts:* He-O_2-Reservoir; Servo-Ventilator 900 B; CO_2-Analyzer; Compliance-Resistance-Rechner; Modell-Patient mit Swan-Ganz-Katheter

4.2 Versuchsablauf und -aufbau (Abb. 5)

Nachdem die Beatmung der Patienten sichergestellt war und der Kreislauf sich in einem „steady state“ befand, wurde durch eine arterielle Blutgasanalyse bei einem F_IO_2 von 0,3 und PEEP 0 sichergestellt, daß die arterielle Oxygenierung und die alveoläre Ventilation im Normbereich lagen [17]. Als Flowmuster wurde ein konstanter Flow gewählt. Anschließend erhielten alle Patienten einen Swan-Ganz-Katheter, der heute zur Überwachung polytraumatisierter Patienten dient [41, 107]. Die Verwendung der Gasgemische erfolgte in randomisierter Reihenfolge. Vor Meßbeginn wurden die Patienten 15 Minuten lang mit den Gasgemischen bei PEEP 0 normoventiliert. Zwischen den Messungen der verschiedenen PEEP-Situationen wurde jeweils eine Pause von 5 min eingelegt, damit sich ein hämodynamisches und atemmechanisches „steady state“ einstellen konnte. Nach Beendigung der Untersuchungen mit einem Gasgemisch wurde auf das andere Beatmungsgas umgewechselt. Nach 15–20 min hatte man wieder Verhältnisse, die ein erneutes Ablaufen der Messungen gestattete. Die entnommenen Blutproben wurden sofort analysiert. Die Beschreibung der Kasuistik mit dem geschlossenen Beatmungssystem ist dem Ergebnisteil angefügt, ebenfalls die Erklärung der Graphik von Prof. Kaminski.

5 Ergebnisse

5.1 Polytraumatisierte Patienten mit Lungen- oder Thoraxbeteiligung (n = 19)

5.1.1 Atemmechanik

Effektives Atemminutenvolumen (eff. AMV) (l/min) (Abb. 6): Bei einem endexspiratorischen Druck 0 cm H_2O betrug das effektive AMV bei N_2-O_2-Beatmung 10,25 ± 0,79 l im Gegensatz zu 8,50 ± 0.49 l bei HeO_2-Verwendung ($p < 0{,}005$). Absolut gesehen bedeutet dies eine Differenz von 1,75 l = 17,15%. Mit steigendem PEEP nimmt das effektive AMV bei beiden Gemischen ab. Bei PEEP 15 cm H_2O wird der tiefste Wert erreicht (N_2-O_2: 9,55 ± 0,81 l bzw. He-O_2: 7,9 ± 0,53 l; $p < 0{,}005$). Bei PEEP 5 und 10 cm H_2O ließen sich die unterschiedlichen Ergebnisse ebenfalls statistisch sichern ($p < 0{,}005$). Die relative Abnahme unter He-O_2-Beatmung betrug hier im Mittel 17%.

Inspiratorischer Spitzendruck p_{max} (cm H_2O) (Abb. 7): Die inspiratorischen Spitzendrücke bei PEEP 0 cm H_2O betragen 23,78 ± 1,61 cm H_2O beim N_2-O_2-Beat-

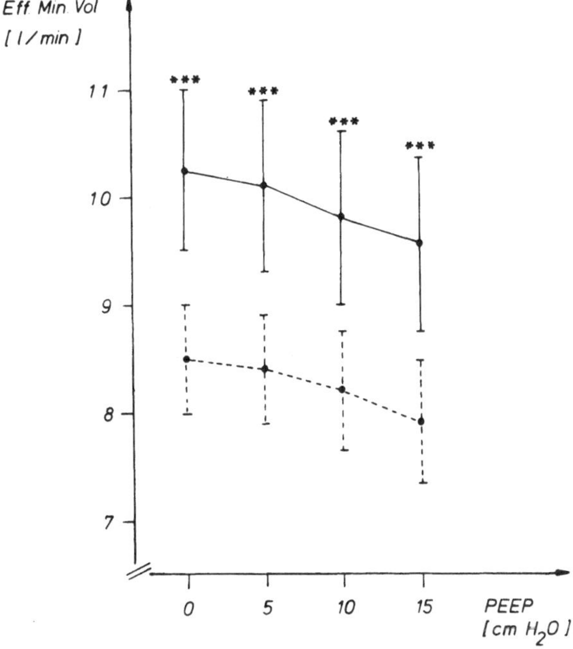

Abb. 6. Effektives Minutenvolumen bei He-O_2 (•---•) und N_2-O_2-Beatmung (•——•) ($F_IO_2 = 0{,}3$; Gruppe 1; n = 19; $\bar{x} \pm s_{\bar{x}}$); *** $p < 0{,}005$

mungsgemisch im Gegensatz zu 19 ± 0,96 cm H_2O ($p < 0{,}005$). Dies war eine Verminderung um 20,1%. Bei PEEP 5 cm H_2O war die Differenz ähnlich (20,5%), wohingegen die Unterschiede bei PEEP 10 und 15 cm H_2O bei 13,6% bzw. 16,57% lagen. Statistisch waren diese Ergebnisse im Vergleich ebenfalls signifikant ($p < 0{,}005$).

Plateaudruck p_{plat} (cm H_2O) (Abb. 8): Während bei einem endexspiratorischen Druck von 0 cm H_2O der Plateaudruck nur eine geringe Differenz aufwies (15,3 ± 0,93 cm H_2O bei N_2-O_2 bzw. 13,7 ± 0,62 cm H_2O bei He-O_2), so nahm dieser Unterschied bei PEEP 5, 10 und 15 cm H_2O zu und ließ sich statistisch sichern ($p < 0{,}005$).

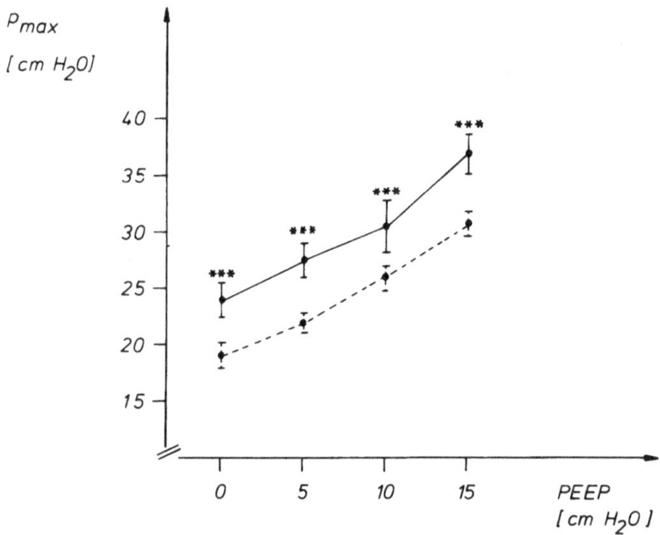

Abb. 7. Inspiratorischer Spitzendruck bei He-O_2 (•---•) und N_2-O_2-Beatmung (•—•) ($F_IO_2 = 0{,}3$; Gruppe 1; n = 19; $\bar{x} \pm s_{\bar{x}}$); *** $p < 0{,}005$

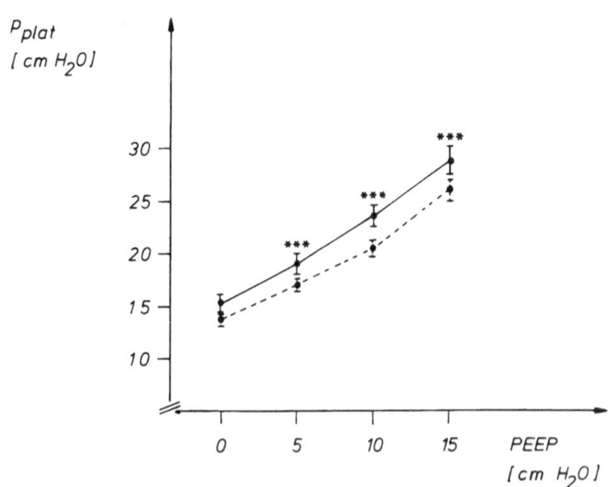

Abb. 8. Plateaudruck bei He-O_2- (•---•) und N_2-O_2-Beatmung (•—•) ($F_IO_2 = 0{,}3$; Gruppe 1; n = 19; $\bar{x} \pm s_{\bar{x}}$); *** $p < 0{,}005$

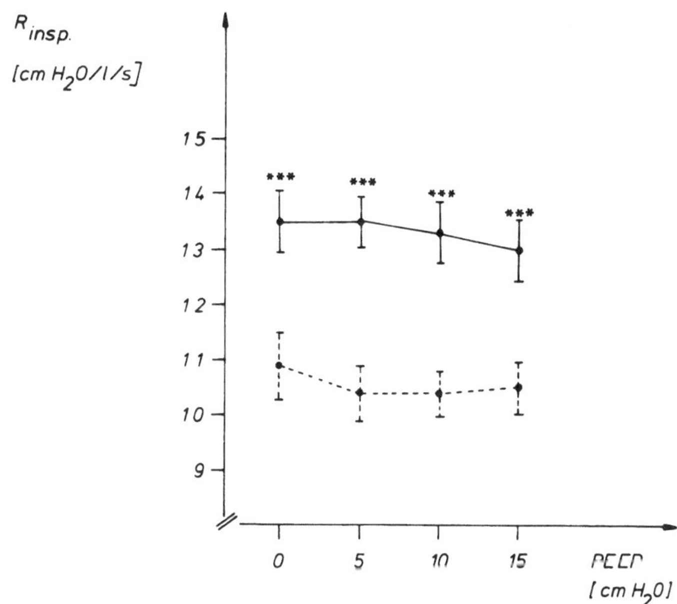

Abb. 9. Inspiratorische Resistance bei He-O_2- (•---•) und N_2-O_2-Beatmung (•——•) ($F_IO_2 = 0,3$; Gruppe 1; $n = 19$; $\bar{x} \pm s_{\bar{x}}$); *** $p < 0,005$

Inspiratorische Resistance R_{insp} (cm H_2O/l/s) (Abb. 9): Hier läßt sich bei allen untersuchten PEEP-Formen eine hohe Signifikanz sichern ($p < 0,005$). Die absoluten Werte bewegen sich alle bei 13–13,5 cm H_2O/l/s bei N_2-O_2-Beatmung, wohingegen beim He-O_2-Gemisch eine Abnahme auf 10,4–10,89 cm H_2O/l/s zu verzeichnen war.

5.1.2 *Blutgasanalysen* (arteriell a und gemischt-venös v) (Abb. 10)

Arterieller pH-Wert: Bei beiden Beatmungsformen bewegte sich der pH während aller PEEP-Formen im Normbereich (7,41–7,43). Statistische Signifikanzen ließen sich bei PEEP 10 und 15 cm H_2O nachweisen ($p < 0,05$).

Arterieller Kohlendioxiddruck (p_aCO_2) (mmHg): Unter N_2-O_2-Ventilation nahm der p_aCO_2 von $35,7 \pm 0,77$ mmHg gering während der verschiedenen PEEP-Formen ab und betrug bei PEEP 15 cm H_2O $33,3 \pm 1,29$ mmHg. Der Ausgangswert für die He-O_2-Beatmung lag bei $36,6 \pm 1,21$ mmHg. Bis zur Beatmung von PEEP 10 cm H_2O fiel er auf den Wert von $35,2 \pm 1,31$ mmHg ab und stieg bei PEEP 15 cm H_2O wieder minimal auf $36,5 \pm 1,02$ mmHg an. Bei PEEP 10 und 15 cm H_2O fanden sich signifikant nachweisbare Unterschiede ($p < 0,05$).

Arterieller Sauerstoffdruck (p_aO_2) (mmHg): Der arterielle pO_2 stieg unter N_2-O_2-Beatmung von $83,3 \pm 6,2$ mmHg bei PEEP 0 cm H_2O bis PEEP 10 cm H_2O auf $91,3 \pm 6,37$ mmHg an. Bei PEEP 15 cm H_2O fiel er nur unwesentlich auf

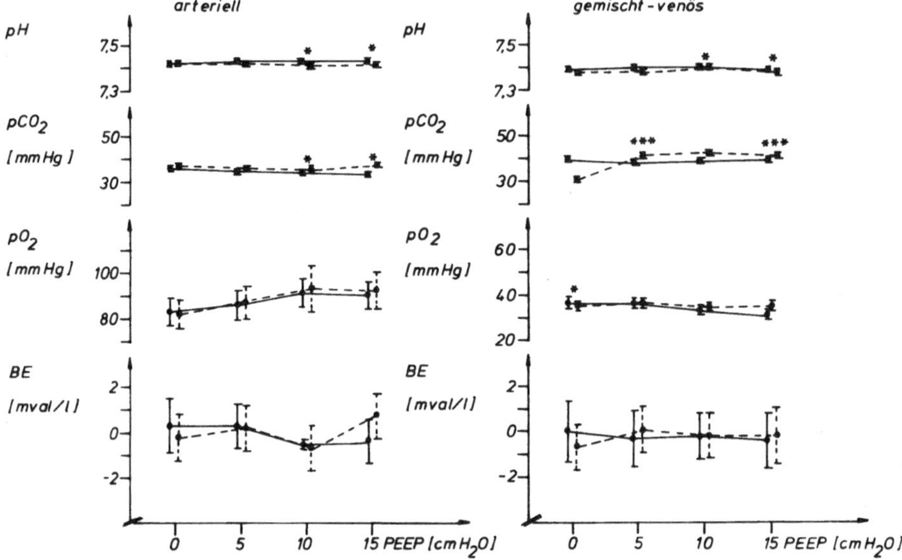

Abb. 10. Blutgasanalysen bei He-O_2- (•---•) und N_2-O_2-Beatmung (•——•) (F_IO_2 = 0,3; Gruppe 1; n = 19; $\bar{x} \pm s_{\bar{x}}$); * p < 0,05, *** p < 0,005

89,8 ± 5,78 mmHg ab. der Ausgangswert der He-O_2-Beatmung lag bei 81,5 ± 6,45 mmHg. Er stieg ebenfalls bis zum PEEP 10 cm H_2O auf den Wert von 92,7 ± 9,74 mmHg an, um bei PEEP 15 cm H_2O auf 92,1 ± 7,71 mmHg abzusinken.

Base excess (mval/l) wies keine Abweichung von der Norm auf.

Gemischt-venöser pH-Wert (ph): Bei beiden Beatmungsformen gab es normale pH-Werte (7,38–7,40). Eine statistische Signifikanz gab es bei PEEP 5, 10 und 15 cm H_2O ($p < 0{,}05$).

Gemischt-venöser Kohlensäuredruck (p_vCO_2) (mmHg): Unter N_2-O_2-Beatmung fiel das p_vCO_2 bei PEEP 0 cm H_2O von 39,3 ± 1,34 mmHg auf 38,0 ± 1,27 mmHg bei PEEP 5 cm H_2O ab, um auf 39,0 ± 1,26 mmHg bei PEEP 15 cm anzusteigen. Bei He-O_2-Ventilation lag der Ausgangswert bei 39,1 ± 1,33 mmHg, um dann bei allen anderen PEEP-Formen auf einen Wert im Mittel von 41,4 mmHg anzustei-gen. Signifikante Unterschiede ergaben sich bei PEEP 5, 10 und 15 cm H_2O ($p < 0{,}005$).

Gemischt-venöser Sauerstoffdruck (p_vO_2) (mmHg): Der p_vO_2 lag bei Beginn der Untersuchung (PEEP 0) unter N_2-O_2-Respiration bei 35,5 ± 1,47 mmHg, stieg bei PEEP 5 cm H_2O auf 35,9 ± 1,75 mmHg an, um dann kontinuierlich bis auf 31,0 ± 1,25 mmHg abzusinken. Unter He-O_2-Beatmung lag der p_vO_2 initial bei 35,2 ± 1,42 mmHg, stieg bei PEEP 5 cm H_2O auf 35,8 ± 1,51 mmHg an, fiel bei PEEP 10 cm H_2O auf 33,6 ± 1,44 mmHg ab, um schließlich bei PEEP 15 cm H_2O

den Wert 34,6 ± 1,86 mmHg zu erreichen. Eine Signifikanz gab es bei dem endexspiratorischen Druck 0 ($p < 0{,}005$).

Base excess (BE) (mval/l): Der Base excess bewegte sich kontinuierlich im Normbereich.

5.1.3 Hämodynamik (n = 18)

Herzfrequenz (HF) (min^{-1}) (Abb. 11): Während PEEP 0, 5 und 10 cm H_2O lag die Herzfrequenz bei 106/min, um bei PEEP 15 cm H_2O auf 112 ± 6,69 min^{-1} anzusteigen. Der Ausgangswert für He-O_2 befand sich bei 108 ± 5,3 min^{-1}, stieg bei PEEP 5 und 10 cm H_2O auf 109 ± 5,4 bzw. 109 ± 5,9 min^{-1} an, um unter PEEP 15 112 ± 6,69 min^{-1} zu erreichen.

Arterieller Mitteldruck (MAP = $\bar{p}_{art}$) (mmHg) (Abb. 12): Der arterielle Mitteldruck lag während aller PEEP-Formen bei N_2-O_2-Anwendung zwischen 77 und

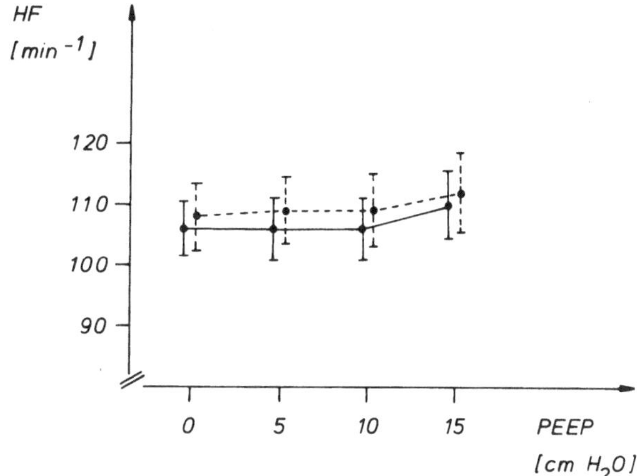

Abb. 11. Herzfrequenz bei He-O_2- (•---•) und N_2-O_2-Beatmung (•—•) ($F_IO_2 = 0{,}3$; Gruppe 1; n = 18; $\bar{x} \pm s_{\bar{x}}$)

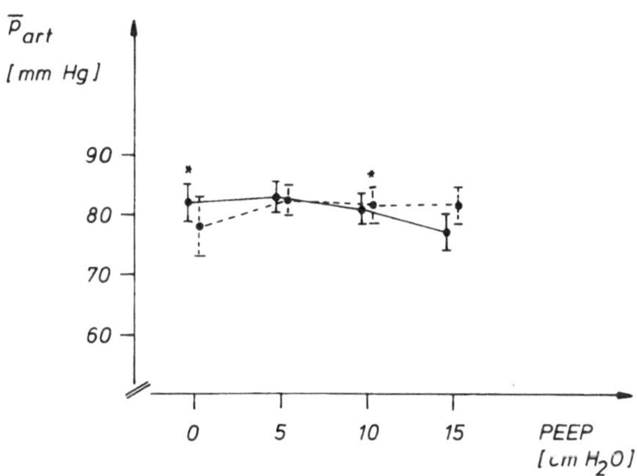

Abb. 12. Arterieller Mitteldruck bei He-O_2- (•---•) und N_2-O_2-Beatmung (•—•) ($F_IO_2 = 0{,}3$; Gruppe 1; n = 18; $\bar{x} \pm s_{\bar{x}}$); * $p < 0{,}05$

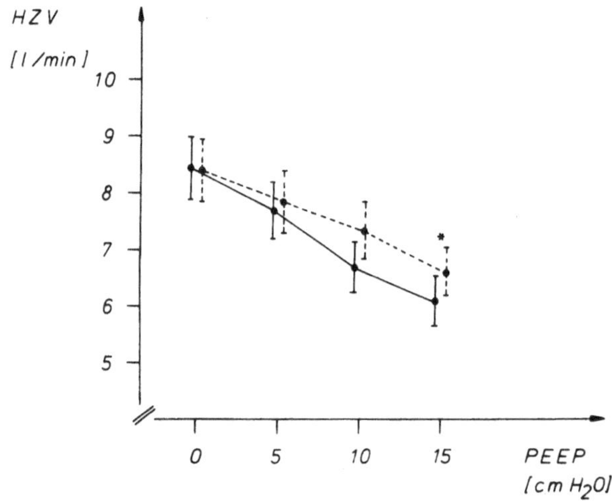

Abb. 13. Herzzeitvolumen bei He-O_2 (•---•) und N_2-O_2-Beatmung (•——•) (F_IO_2=0,3; Gruppe 1; n=18; $\bar{x} \pm s_{\bar{x}}$); * p<0,05

82,3 mmHg. Unter He-O_2-Ventilation lag der Ausgangswert bei 78±4,98 mmHg, stieg an auf 82,8±2,33 mmHg, um dann bis zu PEEP 15 cm H_2O auf 81,3±3,09 mmHg abzusinken. Signifikante Unterschiede gab es bei PEEP 0 und 10 cm H_2O ($p<0,05$).

Herzzeitvolumen (HZV) (l/min) (Abb. 13): Bei Anwendung von N_2-O_2 lag das Herzzeitvolumen initial bei 8,42±0,56 l/min, um kontinuierlich bis auf 6,09±0,43 l/min bei PEEP 15 cm H_2O abzusinken. Der Ausgangswert für He-O_2 befand sich bei 8,42±0,55 l/min und sank ebenfalls ab bis auf 6,61±0,43 l/min unter PEEP 15. Der letzte Wert (PEEP 15) ließ sich statistisch im Vergleich absichern ($p<0,05$).

Zentral-venöser Druck (CVP) (mmHg) (Abb. 14): Unter N_2-O_2-Ventilation war eine Zunahme von 6,4±0,93 mmHg bis auf 11,8±0,95 mmHg zu verzeichnen.

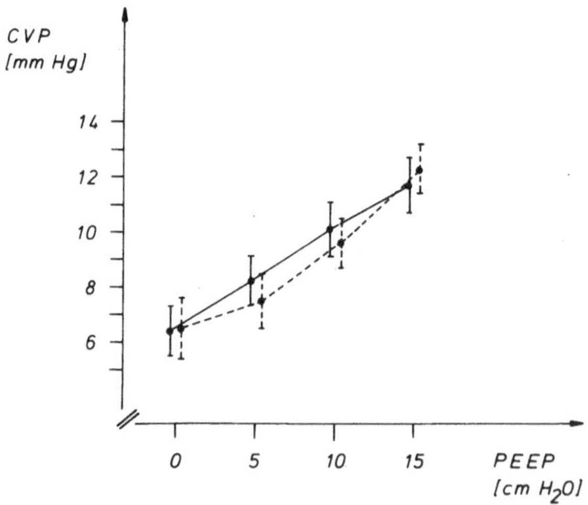

Abb. 14. Zentral-venöser Druck bei He-O_2- (•---•) und N_2-O_2-Beatmung (•——•) (F_IO_2=0,3; Gruppe 1; n=18; $\bar{x} \pm s_{\bar{x}}$)

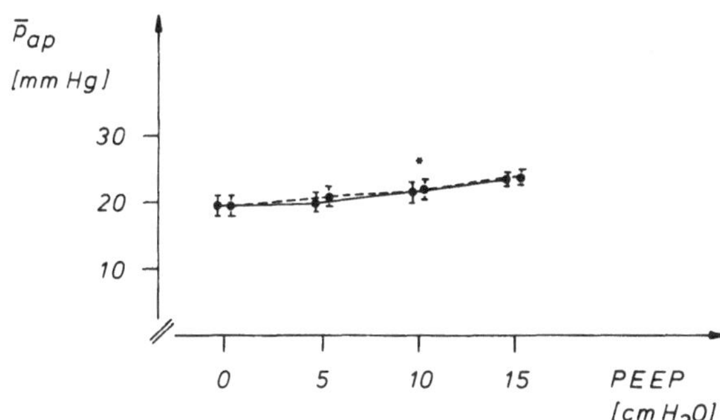

Abb. 15. Pulmonal-arterieller Mitteldruck bei He-O_2- (•---•) und N_2-O_2-Beatmung (•——•) (F_IO_2=0,3; Gruppe 1; n=18; $\bar{x} \pm s_{\bar{x}}$); * $p<0,05$

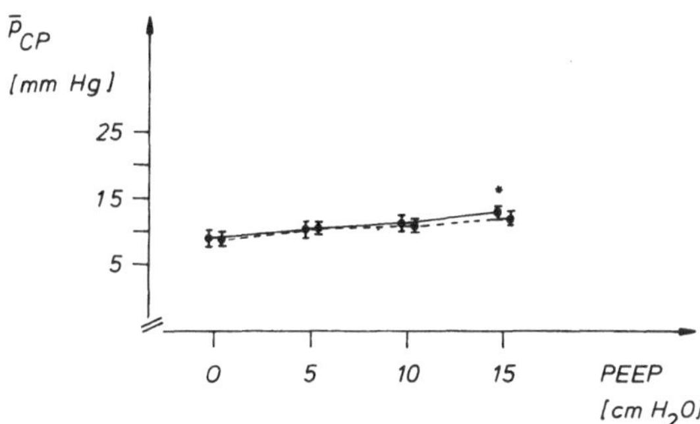

Abb. 16. Pulmonaler Kapillar-Verschlußdruck bei He-O_2- (•---•) und N_2-O_2-Beatmung (•——•) (F_IO_2=0,3; Gruppe 1; n=18; $\bar{x} \pm s_{\bar{x}}$); * $p<0,05$

Der Ausgangswert für He-O_2-Anwendung lag ähnlich bei 6,47±1,07 mmHg, erreichte bei kontinuierlichem Anstieg bis PEEP 15 cm H_2O aber nur den Wert von 12,3±0,89 mmHg.

Mitteldruck in der A. pulmonalis ($\bar{p}_{ap}$) (mmHg) (Abb. 15): Ausgehend von 19,3±1,56 mmHg bewegte sich der $\bar{p}_{ap}$ bei N_2-O_2-Verwendung langsam ansteigend bis zu dem Endwert von 23,5±1,21 mmHg bei PEEP 15 cm H_2O. Für He-O_2 zeigte sich beginnend bei 19,4±1,61 mmHg die gleiche Tendenz. Der Endwert betrug hier 23,9±1,2 mmHg. Signifikant waren die Vergleichswerte bei PEEP 10 cm H_2O ($p<0,05$).

Pulmonaler Kapillar-Verschlußdruck ($\bar{p}_{cp}$) (mmHg) (Abb. 16): Der Ausgangsdruck für N_2-O_2-Ventilation lag hier bei 9,1±0,95 mmHg und zeigte eine stetige Zunahme bis auf 13,1±0,76 mmHg. Beginnend auf einem niedrigerem Niveau bei He-O_2 (8,86±0,86 mmHg) lag hier der höchste Druck unter PEEP 15 cm H_2O bei 12±0,76 mmHg. Statistisch absichern ließen sich die Ergebnisse im Vergleich bei PEEP 10 und 15 ($p<0,05$).

Peripherer Gefäßwiderstand (TPR) (dyn·s·cm^{-5}) (Abb. 17): Bei PEEP 0 cm H_2O lag der TPR bei 769±58,3 dyn·s·cm^{-5} unter N_2-O_2-Respiration. Er stieg bei PEEP 5 und 10 cm H_2O auf 831±55 bzw. 916±63,9 dyn·s·cm^{-5} an, um bei PEEP 15 cm H_2O auf 901±56,7 dyn·s·cm^{-5} abzusinken. Bei He-O_2 lag der Ausgangswert bei 775±63,2 dyn·s·cm^{-5} und stieg kontinuierlich während der PEEP-Manöver auf den Endwert von 895±61,5 dyn·s·cm^{-5}an.

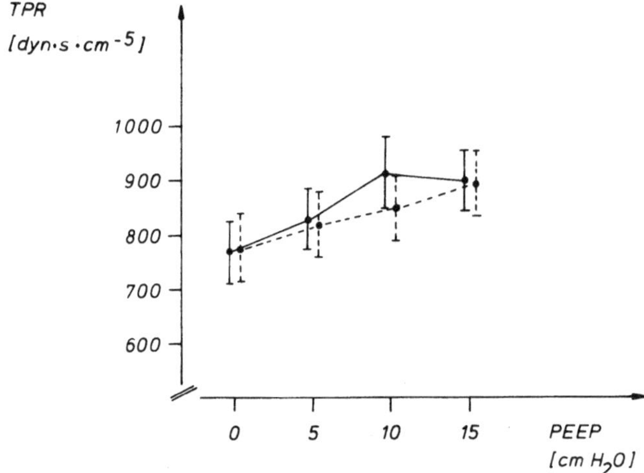

Abb. 17. Peripherer Gesamtwiderstand bei $He-O_2$- (•---•) und N_2-O_2-Beatmung (•—•) ($F_IO_2=0{,}3$; Gruppe 1; n=18; $\bar{x}\pm s_{\bar{x}}$)

Pulmonaler Gefäßwiderstand (PVR) ($dyn \cdot s \cdot cm^{-5}$) (Abb. 18): Eine ansteigende Tendenz zeigte auch der PVR bei N_2-O_2-Beatmung. Unter PEEP 0 cm H_2O lag der Wert bei $99{,}37\pm8{,}61$ $dyn \cdot s \cdot cm^{-5}$ und stieg bis auf $153\pm16{,}4$ $dyn \cdot s \cdot cm^{-5}$ an. Unter $He-O_2$-Anwendung gab es nach dem Ausgangswert von $101{,}8\pm9{,}78$ $dyn \cdot s \cdot cm^{-5}$ zunächst einen Abfall auf $99{,}4\pm8{,}6$ $dyn \cdot s \cdot cm^{-5}$, um anschließend wir unter N_2-O_2-Beatmung auf den gleichen Endwert bei PEEP 15 cm H_2O anzusteigen.

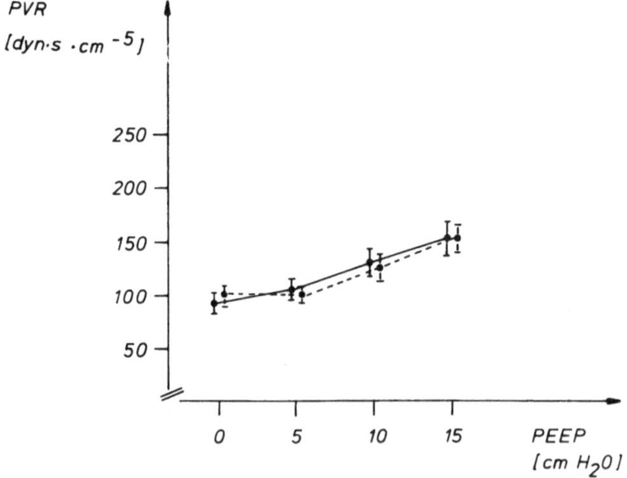

Abb. 18. Pulmonaler Gefäßwiderstand bei $He-O_2$- (•---•) und N_2-O_2-Beatmung (•—•) ($F_IO_2=0{,}3$; Gruppe 1; n=18; $\bar{x}\pm s_{\bar{x}}$)

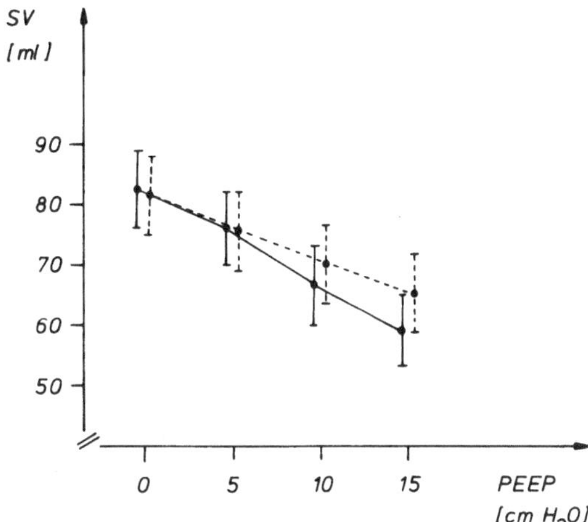

Abb. 19. Schlagvolumen bei He-O_2- (•---•) und N_2-O_2-Beatmung (•—•) (F_IO_2=0,3; Gruppe 1; n=18; $\bar{x} \pm s_{\bar{x}}$)

Schlagvolumen (SV) (ml) (Abb. 19): Das SV nahm unter N_2-O_2, ausgehend von 82,7±6,43 ml bis zu PEEP 15 cm H_2O laufend ab bis auf 59,1±6,03 ml. Der Basiswert (PEEP 0 cm H_2O) lag bei He-O_2 bei 81,6±6,7 ml, nahm ebenfalls stetig ab und erreichte bei PEEP 15 cm H_2O 64,8±6,72 ml.

Gesamtsauerstoffverbrauch (O_2-Verbrauch) (ml/min) (Abb. 20): Der O_2-Verbrauch fiel zunächst von 343±23 ml/min ausgehend auf 331±23,1 bzw. 315±22,6 ml/min unter PEEP 5 und 10 cm H_2O ab, um anschließend wieder gering auf 318±22,2 ml/min bei PEEP 15 cm H_2O anzusteigen. Für He-O_2 lag der Ausgangswert bei 326±25,4 ml/min, fiel bei PEEP 5 cm H_2O auf 321±22,8 ml/min ab, stieg wieder auf 329±25,3 ml/min an und erlebte einen Endabfall auf 323±20,1 ml/min bei PEEP 15 cm H_2O.

Intrapulmonale Rechts-Links-Shunt-Fraktion (Q_s/Q_t) (%) (Abb. 21): Ausgehend von 16,3±3,0% bei PEEP 0 cm H_2O unter N_2-O_2-Belüftung gab es einen kontinuierlichen Abfall bei steigendem PEEP auf 10,6±1,49% bei PEEP 15 cm H_2O. Bei He-O_2-Anwendung fiel die Q_s/Q_t beginnend bei 20,3±4,36% stetig ab bis auf 11,46±1,62%. Eine Signifikanz ließ sich nur bei PEEP 0 cm H_2O sichern ($p<0,05$).

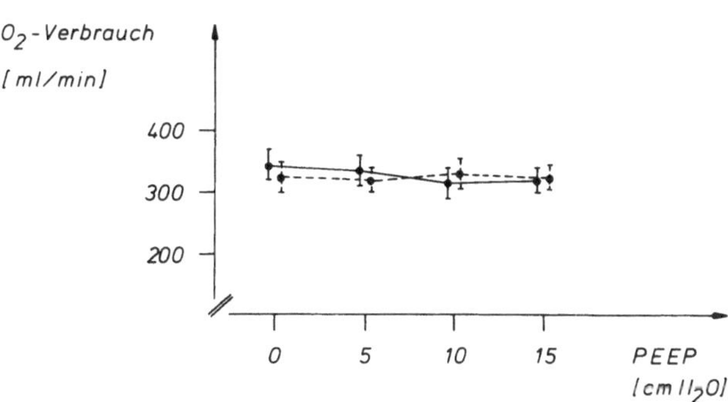

Abb. 20. Gesamtsauerstoffverbrauch bei He-O_2- (•---•) und N_2-O_2-Beatmung (•—•) (F_IO_2=0,3; Gruppe 1; n=18; $\bar{x} \pm s_{\bar{x}}$)

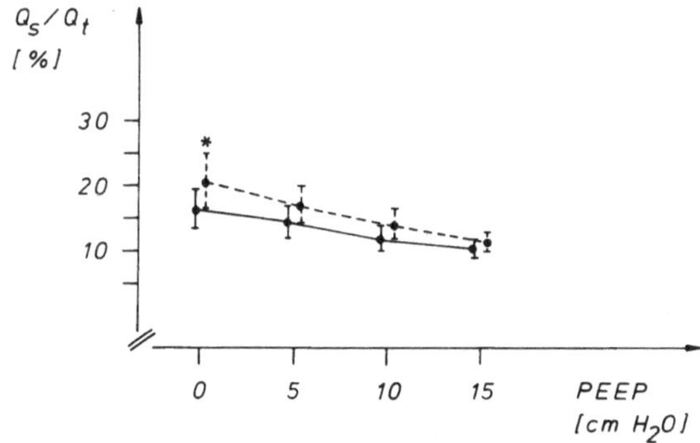

Abb. 21. Intrapulmonale Rechts-Links-Shunt-Fraktion bei $He\text{-}O_2$- (•---•) und $N_2\text{-}O_2$-Beatmung (•—•) ($F_IO_2 = 0{,}3$; Gruppe 1; $n = 18$; $\bar{x} \pm s_{\bar{x}}$); * $p < 0{,}05$

5.2 Polytraumatisierte Patienten ohne Lungen- oder Thoraxbeteiligung (n=4)

5.2.1 Atemmechanik

Effektives Minutenvolumen (eff. AMV) (l/min) (Abb. 22): Ausgehend von $9{,}92 \pm 0{,}81$ l/min sank das effektive Atemminutenvolumen bis zum PEEP 15 cm H_2O unter N_2O unter N_2O-Verwendung ab bis auf $9{,}1 \pm 1{,}27$ l/min. Der Initialwert für $He\text{-}O_2$ lag bei $8{,}7 \pm 0{,}8$ l/min und verminderte sich bis auf $7{,}7 \pm 1{,}06$ l/min. Nimmt man die absoluten Unterschiede für die einzelnen PEEP-Situationen, so liegt der Unterschied bei 1,22, 1,15, 1,15 und 1,4 l/min. Dies ist prozentual gesehen unter $He\text{-}O_2$-Ventilation eine Reduktion von 12,3, 11,9, 12,5 und 15,3%.

Inspiratorischer Spitzendruck (p_{max}) (cm H_2O) (Abb. 23): Bei PEEP 0 cm H_2O lag bei $N_2\text{-}O_2$-Beatmung der Spitzendruck bei $20{,}5 \pm 3{,}32$ cm H_2O im Gegen-

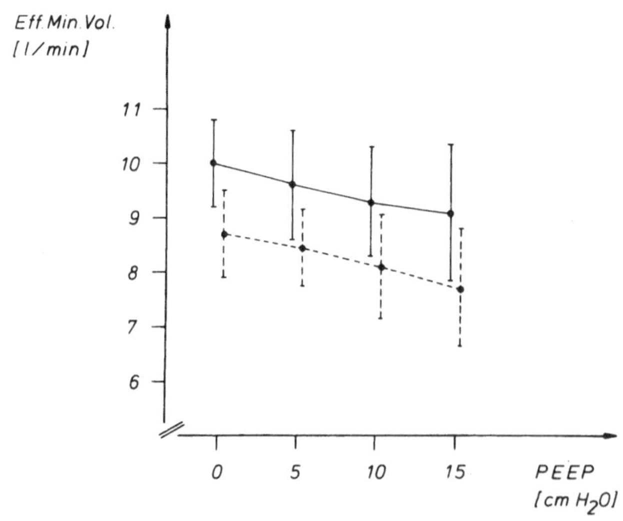

Abb. 22. Effektives Minutenvolumen bei $He\text{-}O_2$- (•---•) und $N_2\text{-}O_2$-Beatmung (•—•) ($F_IO_2 = 0{,}3$; Gruppe 2; $n = 4$; $\bar{x} \pm s_{\bar{x}}$)

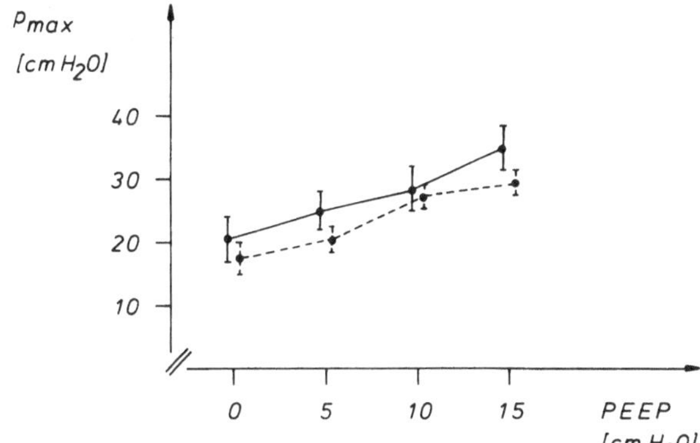

Abb. 23. Inspiratorischer Spitzendruck bei He-O_2- (•---•) und N_2-O_2-Beatmung (•——•) ($F_IO_2=0,3$; Gruppe 2; $n=4$; $\bar{x}\pm s_{\bar{x}}$)

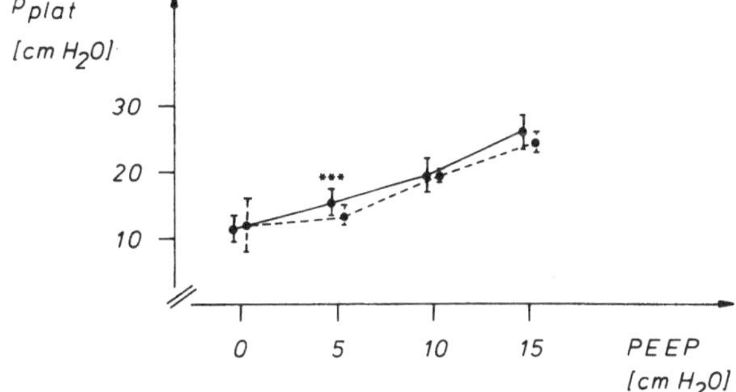

Abb. 24. Plateaudruck bei He-O_2 (•---•) und N_2-O_2-Beatmung (•——•) ($F_IO_2=0,3$; Gruppe 2; $n=4$; $\bar{x}\pm s_{\bar{x}}$); *** $p<0,005$

satz zu 17,5 ± 2,46 cm H_2O unter He-O_2-Anwendung. Dies ist eine relative Differenz von 20%. Bei ansteigendem PEEP steigt im ersten Falle der p_{max} auf 34,75 ± 3,43 cm H_2O an im Gegensatz zu He-O_2, wo der Spitzenwert bei 29,75 ± 2,19 cm H_2O liegt. Die relative Differenz betrug bei PEEP 5 und 15 cm H_2O 22,5 bzw. 25%, wohingegen bei PEEP 10 cm H_2O fast kein Unterschied zu sehen war.

Plateaudruck (p_{plat}) (cm H_2O) (Abb. 24): Ausgehend von 11,25 ± 2,01 cm H_2O stieg der Druck kontinuierlich bis auf 26 ± 2,5 cm H_2O an unter N_2-O_2-Ventilation. Der Ausgangswert bei He-O_2-Respiration lag bei 12 ± 4,24 cm H_2O, stieg bei PEEP 5 cm H_2O leicht auf 13,25 ± 1,63 cm H_2O an und erreichte unter PEEP 15 den Wert von 24,25 ± 1,63 cm H_2O. Eine statistische Signifikanz ließ sich bei PEEP 5 cm H_2O nachweisen ($p<0,005$).

Inspiratorische Resistance (R_{insp}) (cm H_2O/l/s) (Abb. 25): Der N_2-O_2-Wert bei einem endexspiratorischen Druck 0 lag hier bei 15,25 ± 1,24 cm H_2O/l/s und fiel während der gesamten Untersuchung allmählich ab bis auf 13 ± 0,5 cm H_2O/l/s. Der Ausgangswert lag bei He-O_2 im Vergleich wesentlich niedirger (3,5 cm H_2O/l/s = 16,6%) und verringerte sich ebenfalls bis zur letzten PEEP-Einstellung auf den Wert 10,5 ± 0,25 cm H_2O/l/s. Statistisch signifikant waren die Werte bei PEEP 5 und 10 cm H_2O ($p<0,005$).

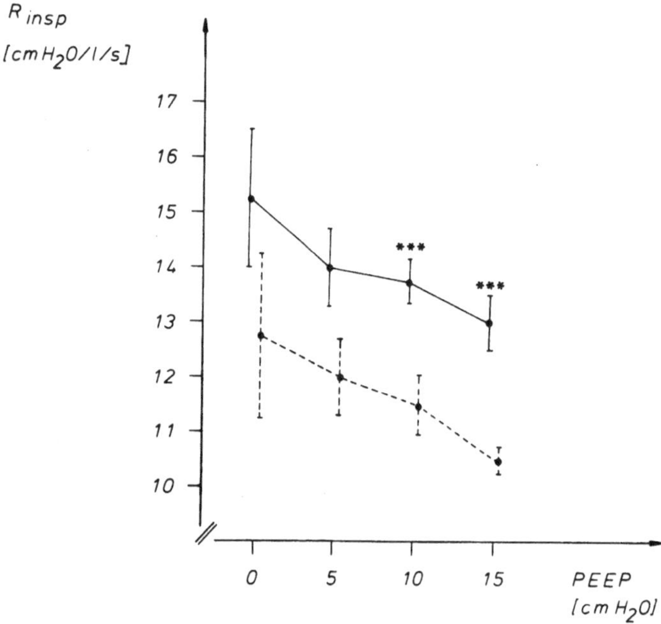

Abb. 25. Inspiratorische Resistance bei He-O_2- (•---•) und N_2-O_2-Beatmung (•——•) ($F_IO_2 = 0{,}3$; Gruppe 2; n = 4; $\bar{x} \pm s_{\bar{x}}$); *** $p < 0{,}005$

5.2.2 Blutgasanalysen (arteriell a und gemischt-venös v) (Abb. 26)

Arterieller pH-Wert: Der pH-Wert zeigte bei beiden Gasgemischen während aller PEEP-Manöver eine alkalische Tendenz. Die absoluten Werte lagen zwischen 7,41 und 7,44.

Arterieller Kohlendioxiddruck (p_aCO_2) (mmHg): Wie aus dem pH-Wert zu vermuten, lagen die p_aCO_2-Werte bei beiden Beatmungsgemischen an der Grenze zur Normo-Hypokapnie. Sie bewegten sich für N_2-O_2 zwischen $36{,}1 \pm 1{,}23$ mmHg und $38{,}9 \pm 2{,}7$ mmHg. Für He-O_2 war die Schwankungsbreite geringer ($37{,}3 \pm 0{,}93$ mmHg und $38{,}3 \pm 1{,}22$ mmHg).

Arterieller Sauerstoffdruck (p_aO_2) (mmHg): Bei beiden Gemischen lag der Ausgangswert relativ hoch ($90{,}6 \pm 17{,}5$ unter N_2-O_2 bzw. $101{,}7 \pm 14{,}3$ mmHg unter He-O_2), um dann bei PEEP 5 cm H_2O auf $82 \pm 11{,}9$ bzw. $84{,}5 \pm 7{,}7$ mmHg abzusinken. Unter beiden Beatmungsformen gab es dann wieder bei PEEP 10 und 15 cm H_2O einen Anstieg und es wurden die Endwerte $83{,}4 \pm 10{,}9$ (N_2-O_2) und $92{,}5 \pm 4{,}74$ (He-O_2) mmHg erreicht.

Base excess (BE) (mval/l): Der BE bewegte sich immer im Normbereich.

Gemischt-venöser pH-Wert: Die gemischt-venösen pH-Werte zeigten keine Abweichungen von der Norm und lagen kontinuierlich zwischen 7,38 und 7,39.

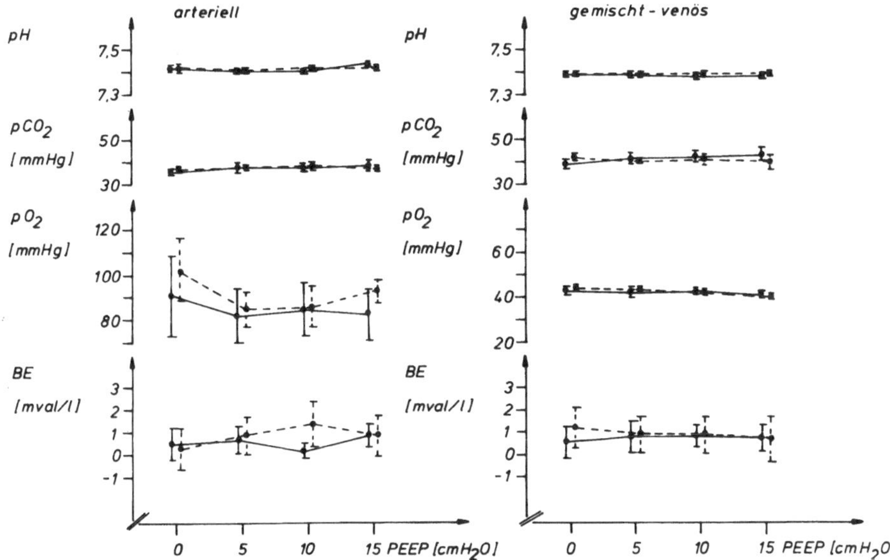

Abb. 26. Blutgasanalysen bei He-O_2- (•---•) und N_2-O_2-Beatmung (•——•) (F_IO_2=0,3; Gruppe 2; n=4; $\bar{x} \pm s_{\bar{x}}$)

Gemischt-venöser Kohlendioxiddruck (p_vCO_2) (mmHg): Bei beiden Gasgemischen gab es während der unterschiedlichen PEEP-Manöver ähnliche Werte, die aber alle im Normbereich lagen (39,5 und 42,8 mmHg). Der Unterschied zwischen den Gruppen war bei PEEP 15 cm H_2O am größten (42,8 ± 2,76 mmHg bei N_2-O_2; 40,3 ± 2,85 mmHg bei He-O_2). Statistisch ließ sich ein Unterschied zwischen den Gruppen bei PEEP 0 cm H_2O nachweisen ($p < 0{,}05$).

Gemischt-venöser Sauerstoffdruck (p_vO_2) (mmHg): Sowohl unter N_2-O_2 als auch bei He-O_2-Benutzung zeigte diese Größe mit zunehmendem PEEP eine fallende Tendenz (N_2-O_2: 42,7 ± 2,48 mmHg-40,7 ± 1,96 mmHg; He-O_2: 43,7 ± 0,94 mmHg-40,3 ± 1,56 mmHg).

Base excess (BE) (mval/l): Alle Werte zeigten keine Abweichung von der Norm.

5.2.3 Hämodynamik (n = 4)

Herzfrequenz (HF) (min^{-1}) (Abb. 27): Die HF nahm von 116 ± 15,4 Schläge/min unter N_2-O_2 bis PEEP 15 auf 122 ± 20,7 Schläge/min zu. Unter He-O_2-Beatmung kam es ebenfalls zu einem Anstieg von 122 ± 14,8 Schläge/min auf 133 ± 23,1 Schläge/min. Eine nachweisbare Signifikanz gab es bei PEEP 5 cm H_2O ($p < 0{,}05$).

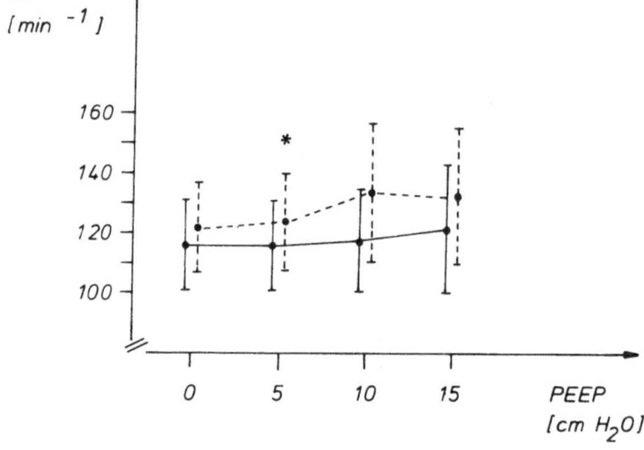

Abb. 27. Herzfrequenz bei He-O_2 (•---•) und N_2-O_2-Beatmung (•—•) (F_IO_2 = 0,3; Gruppe 2; n = 4; $\bar{x} \pm s_{\bar{x}}$); * p < 0,05

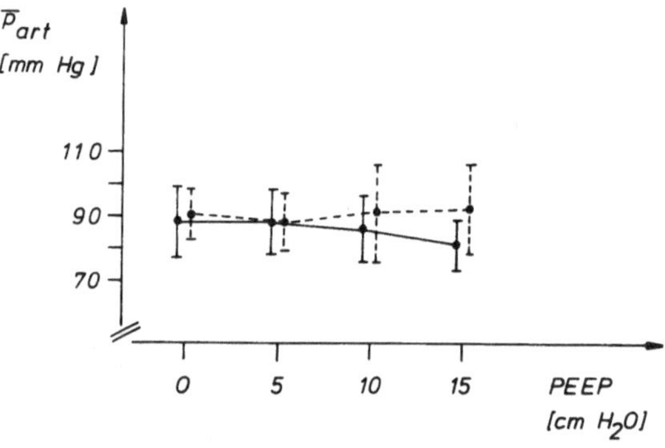

Abb. 28. Arterieller Mitteldruck bei He-O_2- (•---•) und N_2-O_2-Beatmung (•—•) (F_IO_2 = 0,3; Gruppe 2; n = 4; $\bar{x} \pm s_{\bar{x}}$)

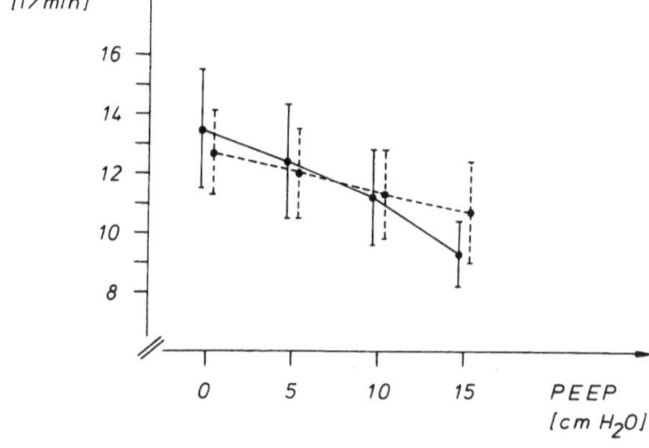

Abb. 29. Herzzeitvolumen bei He-O_2- (•---•) und N_2-O_2-Beatmung (•—•) (F_IO_2 = 0,3; Gruppe 2; n = 4; $\bar{x} \pm s_{\bar{x}}$)

Arterieller Mitteldruck (MAP = $\bar{p}_{art}$) (mmHg) (Abb. 28): Der arterielle Mitteldruck wies keine großen Schwankungen auf. Die Werte lagen für N_2-O_2 zwischen 81 und 88 mmHg und bei He-O_2 zwischen 88 und 92 mmHg.

Herzzeitvolumen (HZV) (l/min) (Abb. 29): Das HZV nahm erwartungsgemäß bei steigendem PEEP unter beiden Beatmungsmethoden ab, und zwar bei N_2-

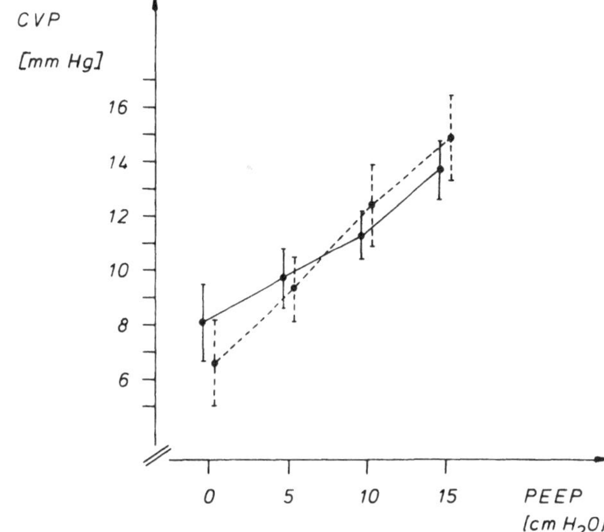

Abb. 30. Zentral-venöser Druck bei He-O_2- (•---•) und N_2-O_2-Beatmung (•——•) (F_IO_2 = 0,3; Gruppe 2; n = 4; $\bar{x} \pm s_{\bar{x}}$)

O_2-Anwendung stärker als bei He-O_2 (13,49 ± 1,96 l/min–9,34 ± 1,12 l/min, bzw. 12,73 ± 1,37 l/min–10,72 ± 1,69 l/min), obwohl der Ausgangswert im ersten Falle größer war.

Zentral-venöser Druck (CVP) (mmHg) (Abb. 30): Der steigende PEEP und somit der gebremste venöse Rückfluß führten zu einem Anstieg des CVP in beiden Fällen (8,13 ± 1,39 mmHg–1365 ± 1,08 mmHg; 6,6 ± 1,64 mmHg–14,88 ± 1,62 mmHg).

Mitteldruck in der A. pulmonalis ($\bar{p}_{ap}$) (mmHg) (Abb. 31): Die erhöhte FRC bei ansteigendem PEEP läßt bei beiden Beatmungsmanövern den $\bar{p}_{ap}$ ansteigen. Unter N_2-O_2 steigt dieser Druck von 22,2 ± 3,06 mmHg auf 26,4 ± 2,84 mmHg an und hat bei He-O_2 fast den gleichen Ausgangs- und Endwert (22,5 ± 3,58 und 27,1 ± 2,3 mmHg).

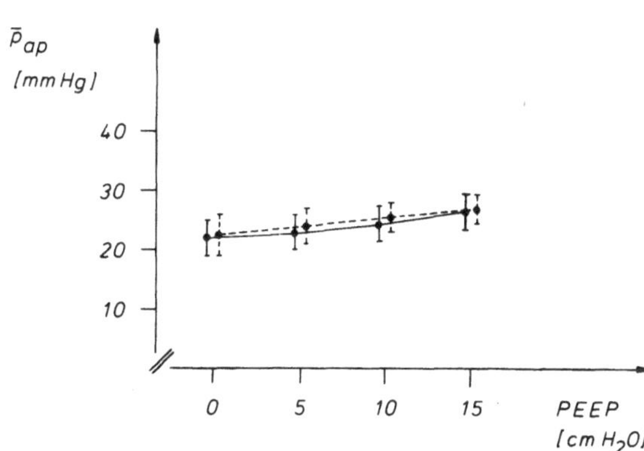

Abb. 31. Pulmonal-arterieller Mitteldruck bei He-O_2- (•---•) und N_2-O_2-Beatmung (•——•) (F_IO_2 = 0,3; Gruppe 2; n = 4; $\bar{x} \pm s_{\bar{x}}$)

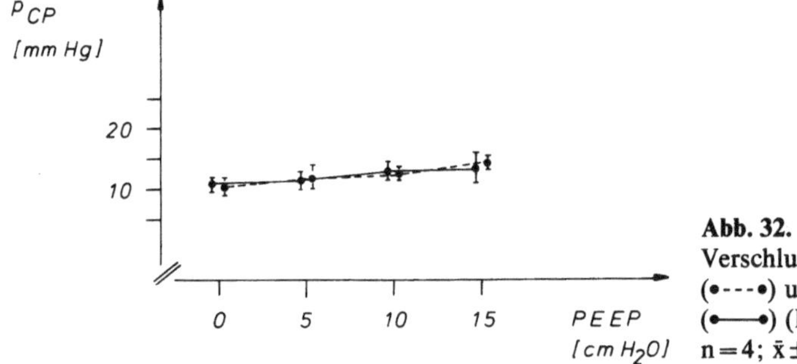

Abb. 32. Pulmonaler Kapillar-Verschlußdruck bei He-O_2 (•---•) und N_2-O_2-Beatmung (•——•) (F_IO_2 = 0,3; Gruppe 2; n = 4; $\bar{x} \pm s_{\bar{x}}$)

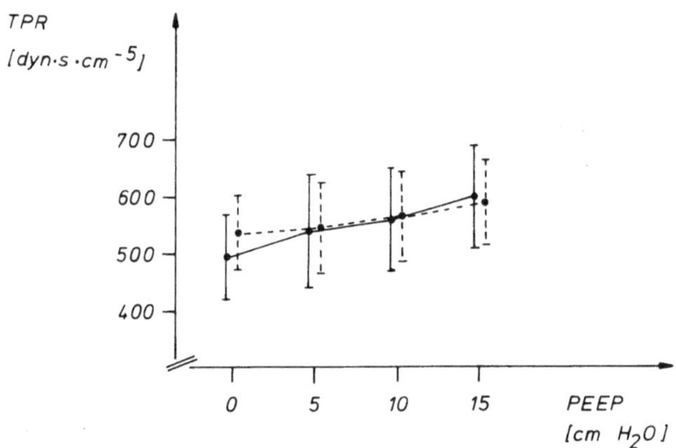

Abb. 33. Peripherer Gesamtwiderstand bei He-O_2- (•---•) und N_2-O_2-Beatmung (•——•) (F_IO_2 = 0,3; Gruppe 2; n = 4; $\bar{x} \pm s_{\bar{x}}$)

Pulmonaler Kapillar-Verschlußdruck ($\bar{p}_{cp}$) (mmHg) (Abb. 32): Auch hier bedingt das zunehmende JGV unter PEEP-Beatmung eine Erhöhung des $\bar{p}_{cp}$ in beiden Fällen (10,75 ± 0,92–13,5 ± 2,66 mmHg; 10,2 ± 1,36–14,2 ± 0,85 mmHg).

Peripherer Gefäßwiderstand (TPR) (dyn·s·cm^{-5}) (Abb. 33): Ansteigende Tendenz zeigte der systemische periphere Gefäßwiderstand. Unter N_2-O_2 lag der Basiswert bei 494 ± 75,6 dyn·s·cm^{-5} und stieg bis PEEP 15 cm H_2O auf 601 ± 92,3 dyn·s·cm^{-5} an. Der Ausgangswert lag bei He-O_2-Anwendung über dem N_2-O_2-Wert, erreichte aber trotz langsamen Ansteigens nicht den Endwert von N_2-O_2 (589 ± 76,5 dyn·s·cm^{-5}).

Pulmonaler Gefäßwiderstand (PVR) (dyn·s·cm^{-5}) (Abb. 34): Die ansteigende Tendenz des PVR war während der Applikation beider Gase bei steigendem PEEP zu beobachten. Bei N_2-O_2 erreichte er ausgehend von 66,2 ± 8,7 dyn·s·cm^{-5} bei PEEP 0 sein Maximum bei PEEP 15 cm H_2O (89,5 ± 2,61 dyn·s·cm^{-5}). Ausgangs- und Endwert lagen bei He-O_2 im Vergleich gering höher (73,6 ± 14,6 dyn·s·cm^{-5} und 97,5 ± 15,8 dyn·s·cm^{-5}).

Schlagvolumen (SV) (ml) (Abb. 35): Wie durch das schon beschriebene Herz-Zeit-Volumen zu erwarten, nahm das SV ebenfalls ab. Das Maximum bei PEEP 0 cm H_2O lag bei N_2-O_2-Anwendung bei 116 ± 6,0 ml (He-O_2: 106 ± 4,8 ml) und

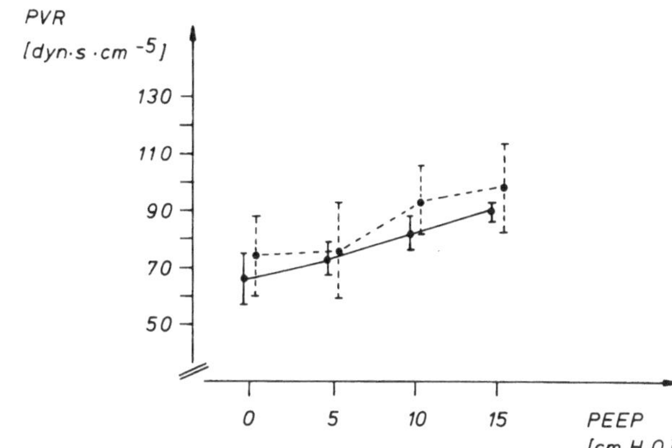

Abb. 34. Pulmonaler Gefäßwiderstand bei He-O_2- (•---•) und N_2-O_2-Beatmung (•——•) (F_IO_2=0,3; Gruppe 2; n=4; $\bar{x} \pm s_{\bar{x}}$)

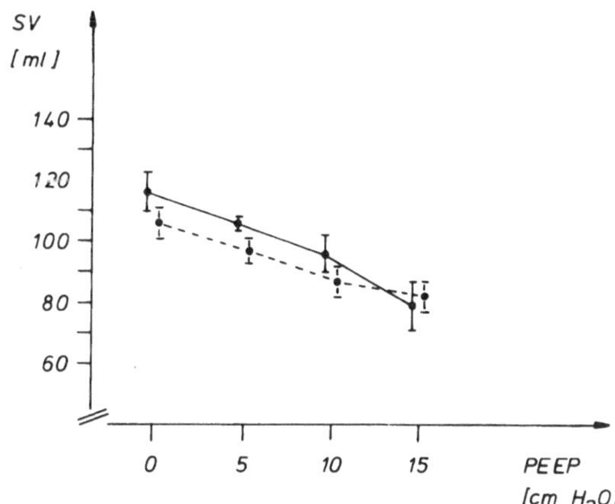

Abb. 35. Schlagvolumen bei He-O_2- (•---•) und N_2-O_2-Beatmung (•——•) (F_IO_2=0,3; Gruppe 2; n=4; $\bar{x} \pm s_{\bar{x}}$)

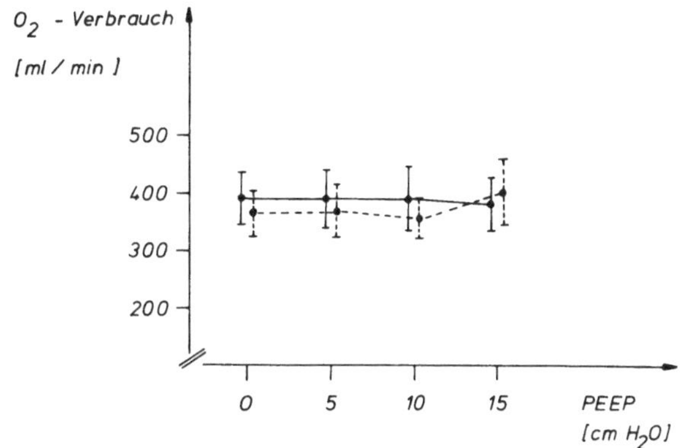

Abb. 36. Gesamtsauerstoffverbrauch bei He-O_2- (•---•) und N_2-O_2-Beatmung (•——•) (F_IO_2=0,3; Gruppe 2; n=4; $\bar{x} \pm s_{\bar{x}}$)

fiel dann auf den erwarteten Endwert bei PEEP 15 cm H_2O auf 79,1±8,2 ml (He-O_2: 81,8±5 ml) ab.

Gesamtsauerstoffverbrauch (O_2-Verbrauch) (ml/min) (Abb. 36): Wie zu erwarten, liegt der O_2-Verbrauch hoch über der Norm. Er bewegt sich bei N_2-O_2 bei PEEP 0–10 cm H_2O im Mittel bei 390 ml/min, um bei PEEP 15 cm H_2O auf 378 ml/

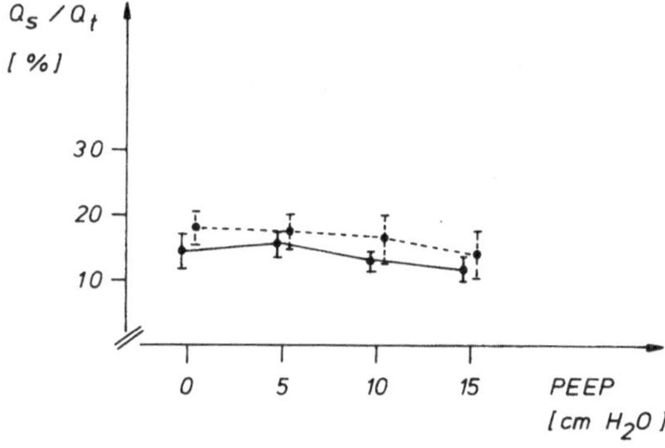

Abb. 37. Intrapulmonale Rechts-Links-Shunt-Fraktion bei He-O_2- (•---•) und N_2-O_2-Beatmung (•—•) ($F_IO_2 = 0{,}3$; Gruppe 2; n = 4; $\bar{x} \pm s_{\bar{x}}$)

min abzusinken. Für die gleichen PEEP-Formen weist der O_2-Verbrauch unter He-O_2-Beamtung die gleiche Stabilität auf (367–355 ml/min) und steigt unter PEEP 15 cm H_2O auf 400 ml/min an.

Intrapulmonale Rechts-Links-Shunt-Fraktion (Q_s/Q_t) (%) (Abb. 37): Da bei steigender FRC durch PEEP eine Zunahme der ventilierten Alveolen zu erwarten ist, zeigt der Q_s/Q_t-Parameter eine fallende Tendenz: (N_2O_2: 14,7 ± 2,36–11,8 ± 1,98%; He-O_2: 18,2 ± 2,41–14,2 ± 3,79%). Dem leichten Anstieg unter PEEP 5 cm H_2O bei N_2-O_2-Beatmung ist keine Bedeutung beizumessen.

5.3 Patienten mit pulmonaler Dysfunktion (n = 6)

5.3.1 Atemmechanik

Effektives Atemminutenvolumen (eff. AMV) (l/min) (Abb. 38): Das Ausgangsvolumen unter N_2-O_2-Beatmung lag bei 12,1 ± 1,08 l/min und fiel unter den übrigen PEEP-Formen ab bis auf 11 ± 1,47 l/min. Die He-O_2-Werte nahmen ledig-

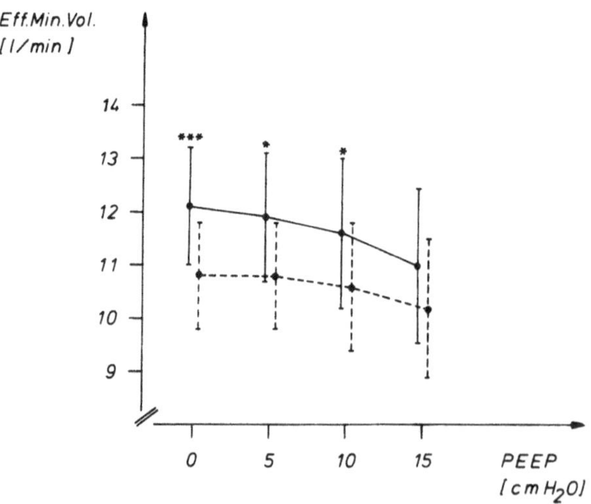

Abb. 38. Effektives Minutenvolumen bei He-O_2- (•---•) und N_2O_2-Beatmung (•—•) ($F_IO_2 = 0{,}3$; Gruppe 3; n = 6; $\bar{x} \pm s_{\bar{x}}$) * $p < 0{,}05$; *** $p < 0{,}005$

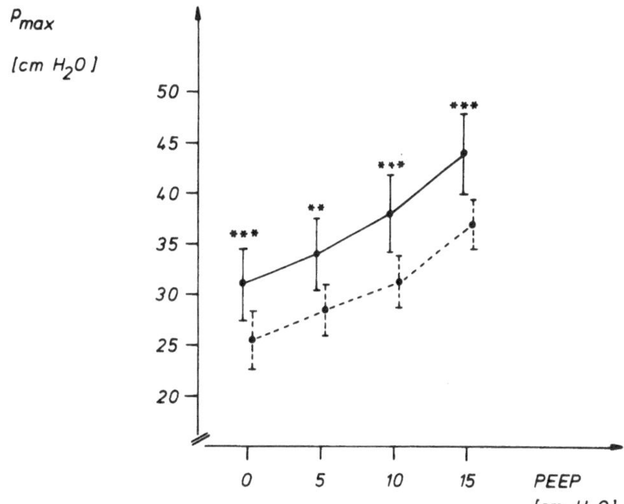

Abb. 39. Inspiratorischer Spitzendruck bei He-O_2- (•---•) und N_2O_2-Beatmung (•——•) ($F_IO_2=0{,}3$; Gruppe 3; $n=6$; $\bar{x}\pm s_{\bar{x}}$); ** $p<0{,}01$, *** $p<0{,}005$

lich gering von 10,8 ± 0,95 l/min auf 10,2 ± 1,33 l/min ab. Dabei ergaben sich statistische Signifikanzen bei PEEP 0,5 und 15 cm H_2O ($p<0{,}05$).

Inspiratorischer Spitzendruck (p_{max}) (cm H_2O) (Abb. 39): Bei p_{max} zeigte sich bei den Ausgangswerten (N_2-O_2: 31,6 ± 3,6 cm H_2O; He-O_2: 25,6 ± 2,63 cm H_2O) schon eine Differenz von 6 cm H_2O = 19,35% ($p<0{,}005$). Er stieg unter klassischer Beatmungsform über 34 und 38,1 cm H_2O auf den Endwert von 44,1 cm H_2O an. Die Verwendung des He-O_2-Gemisches führte zu dem Maximaldruck von 37 cm H_2O unter PEEP 15 cm H_2O. Dies entsprach einer relativen Differenz während der letzten 3 PEEP-Manöver von 12,9% ($p<0{,}01$), 17,8% ($p<0{,}005$) und 15,6% ($p<0{,}005$).

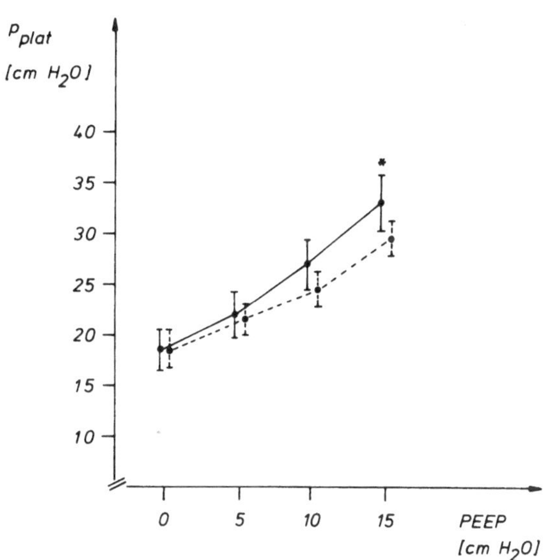

Abb. 40. Plateaudruck bei He-O_2- (•---•) und N_2-O_2-Beatmung (•——•) ($F_IO_2=0{,}3$; Gruppe 3; $n=6$; $\bar{x}\pm s_{\bar{x}}$); * $p<0{,}05$

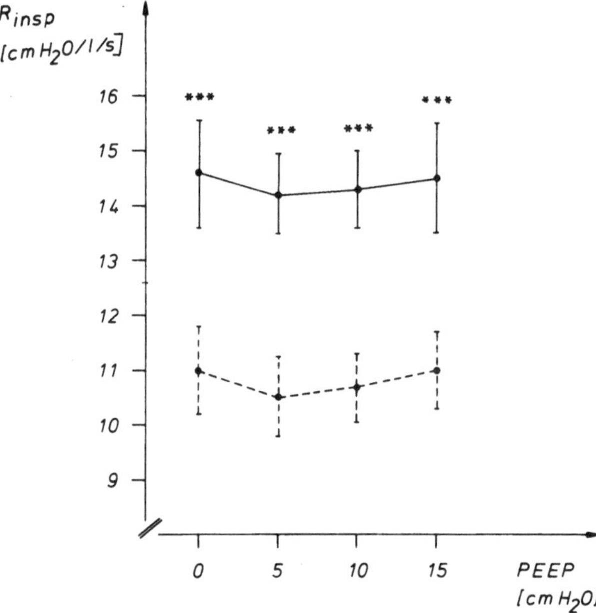

Abb. 41. Inspiratorische Resistance bei He-O_2-(•---•) und N_2-O_2-Beatmung (•——•) (F_IO_2=0,3; Gruppe 3; n=6; $\bar{x} \pm s_{\bar{x}}$); *** p<0,005

Plateaudruck (p_{plat}) (cm H_2O) (Abb. 40): Ausgehend von ähnlichen Plateaudrükken bei PEEP 9 und 5 cm H_2O vergrößerte sich diese Differenz unter PEEP 10 und 15 cm H_2O, wobei sich beim letzten Meßwert zwischen den Gruppen eine Signifikanz sichern ließ ($p<0,05$).

Inspiratorische Resistance (R_{insp}) (cm H_2O/l/s) (Abb. 41): Unter allen PEEP-Manövern verhielt sich die R_{insp} bei N_2-O_2 ähnlich (14,2–14,6 cm H_2O/l/s). Der gleiche Effekt war unter He-O_2-Beatmung zu sehen (10,5–11 cm H_2O/l/s). Überall ließ sich eine statistische Irrtumswahrscheinlichkeit von $p<0,005$ sichern.

5.3.2 *Blutgasanalysen* (arteriell a und gemischt-venös v) (Abb. 42)

Arterieller pH-Wert (pH): Der pH-Wert zeigte immer eine alkalische Tendenz.

Arterieller Kohlendioxiddruck (p_aCO_2) (mmHg): Wie aus dem pH-Wert zu erwarten, war das p_aCO_2 in allen Fällen im Bereich der respiratorischen Alkalose (32,8–34,9 mmHg). Unter PEEP 5 cm H_2O ließ sich der Unterschied statistisch absichern.

Arterieller Sauerstoffdruck (p_aO_2) (mmHg): Unter PEEP 0 waren beide Meßergebnisse fast identisch (70,3 bzw. 68 mmHg), um dann nach einem leichten Abfall eine ansteigende Tendenz zu zeigen bis zu PEEP 15 cm H_2O (75,1 mmHg in beiden Fällen).

Base excess (BE) (mval/l): Der BE zeigte keine Abweichungen von der Norm.

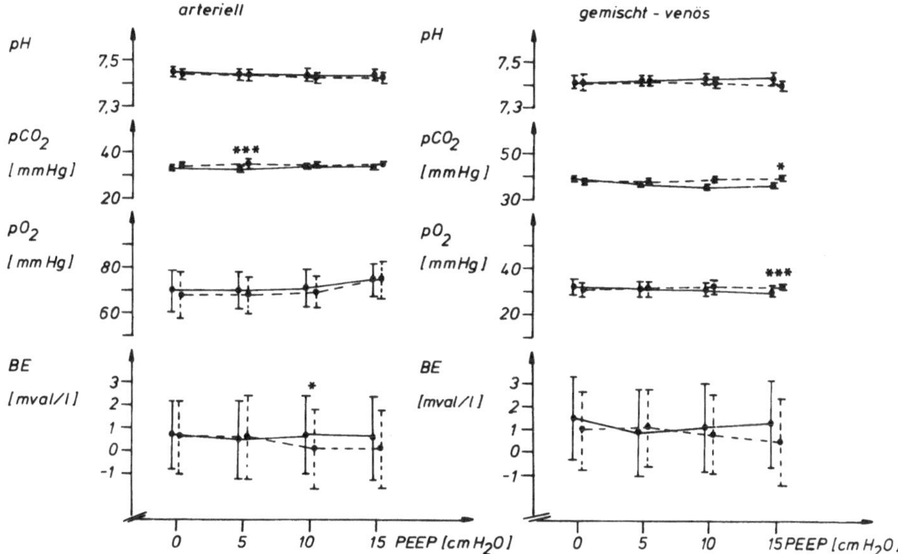

Abb. 42. Blutgasanalysen bei He-O_2- (•---•) und N_2-O_2-Beatmung (•——•) ($F_IO_2=0,3$; Gruppe 3; n=6; $\bar{x} \pm s_{\bar{x}}$); * $p<0,05$, *** $p<0,005$

Gemischt-venöser pH-Wert (pH): Alle pH-Werte bewegten sich im Normbereich (7,40–7,43).

Gemischt-venöser Kohlendioxiddruck (p_vCO_2) (mmHg): Der niedrigste Wert während aller PEEP-Manipulationen lag bei 36,4 mmHg, das Maximum bei 40 mmHg. Signifikant war der Unterschied unter PEEP 15 cm H_2O ($p<0,05$).

Gemischt-venöser Sauerstoffdruck (p_vO_2) (mmHg): Der venöse p_vO_2, der keine großen Schwankungen während des gesamten Untersuchungsvorganges aufwies, lag im Mittel bei 31,3 mmHg. Lediglich bei PEEP 15 cm H_2O ließ sich trotz des geringen Unterschieds (29,8 bzw. 31,9 mmHg) eine Signifikanz sichern ($p<0,005$).

Base excess (BE) (mval/l): Der venöse BE wies, ebenso wie der arterielle, keine Abweichungen von der Norm auf.

5.3.3 Hämodynamik (n=6)

Herzfrequenz (HF) (min^{-1}) (Abb. 43): Unter N_2-O_2-Ventilation zeigte die HF unter PEEP 0 und 5 cm H_2O eine Konstanz (115/min), um dann bei PEEP 10 auf 110/min abzusinken. Während der letzten PEEP-Form stieg der Wert dann auf 119/min an. Bei Anwendung von He-O_2 stieg die Herzfrequenz kontinuierlich von 117 auf 124 Schläge/min an.

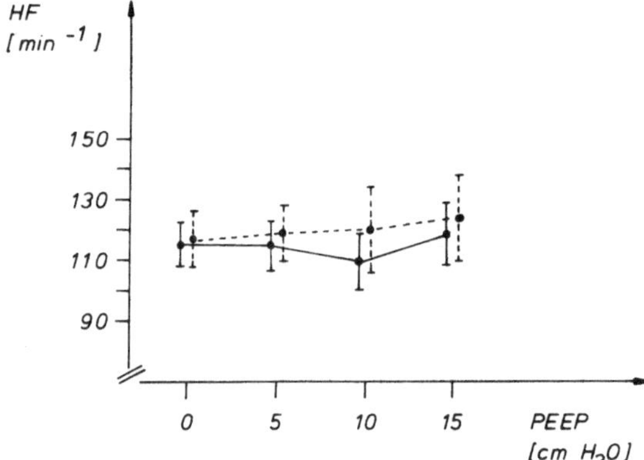

Abb. 43. Herzfrequenz bei He-O_2- (•---•) und N_2-O_2-Beatmung (•——•) (F_IO_2=0,3; Gruppe 3; n=6; $\bar{x} \pm s_{\bar{x}}$)

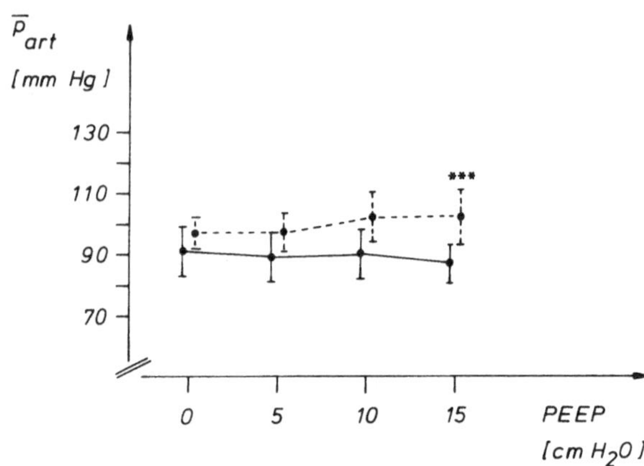

Abb. 44. Arterieller Mitteldruck bei He-O_2- (•---•) und N_2-O_2-Beatmung (•——•) (F_IO_2=0,3; Gruppe 3; n=6; $\bar{x} \pm s_{\bar{x}}$); *** $p<0,005$

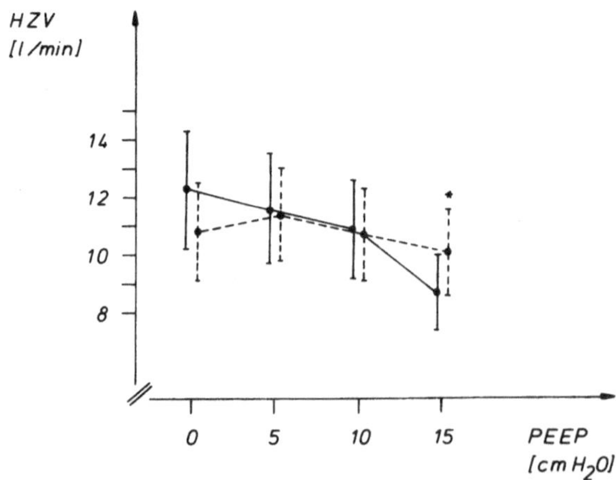

Abb. 45. Herzzeitvolumen bei He-O_2- (•---•) und N_2-O_2-Beatmung (•——•) (F_IO_2=0,3; Gruppe 3; n=6; $\bar{x} \pm s_{\bar{x}}$); * $p<0,05$

Arterieller Mitteldruck (MAP = $\bar{p}_{art}$) (mmHg) (Abb. 44): Der MAP sank zunächst leicht ab unter N_2-O_2-Beatmung (90,6–89,3), um dann bei PEEP 10 cm H_2O wieder fast auf den Ausgangswert zurückzukehren. Während der Endmessung war wieder ein leichter Abfall zu verzeichnen. Für He-O_2 lag der Basiswert höher (96,6 mmHg), um dann eine kontinuierlich ansteigende Tendenz zu zeigen bis auf 102 mmHg während der beiden Endmessungen. Unter PEEP 15 cm H_2O waren die Werte im Vergleich signifikant ($p < 0{,}005$).

Herzzeitvolumen (HZV) (l/min) (Abb. 45): Der ansteigende PEEP zeigte bei beiden Gasgemischen eine Reduktion des CO_2 (N_2-O_2: 12,3 ± 2 l/min–8,74 ± 1,32 l/min; He-O_2: 11,83 ± 1,72–10,1 ± 1,54 l/min). Unter PEEP 15 ließ sich eine Signifikanz sichern ($p < 0{,}05$).

Zentral-venöser Druck (CVP) (mmHg) (Abb. 46): Wie bei steigendem JGV unter PEEP zu erwarten, stieg der CVP kontinuierlich an (N_2-O_2: 9,88–15,1 mmHg; He-O_2: 10,5–16,1 mmHg).

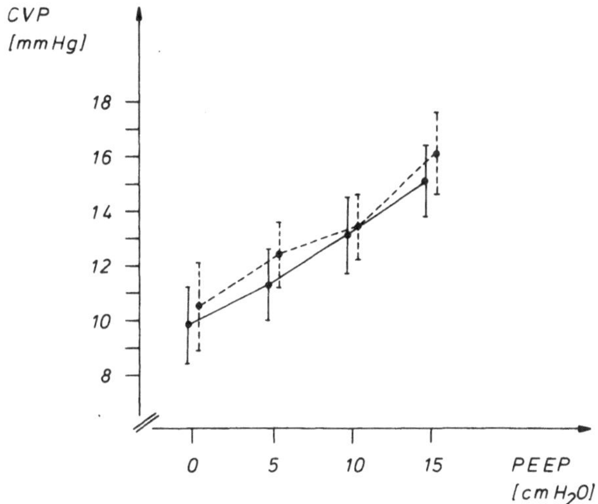

Abb. 46. Zentral-venöser Druck bei He-O_2- (•---•) und N_2-O_2-Beatmung (•—•) ($F_IO_2 = 0{,}3$; Gruppe 3; n = 6; $\bar{x} \pm s_{\bar{x}}$)

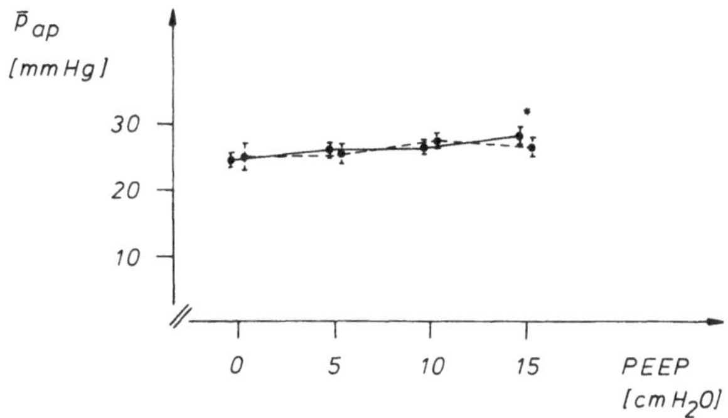

Abb. 47. Pulmonal-arterieller Mitteldruck bei He-O_2- (•---•) und N_2-O_2-Beatmung (•—•) ($F_IO_2 = 0{,}3$; Gruppe 3; n = 6; $\bar{x} \pm s_{\bar{x}}$) * $p < 0{,}05$

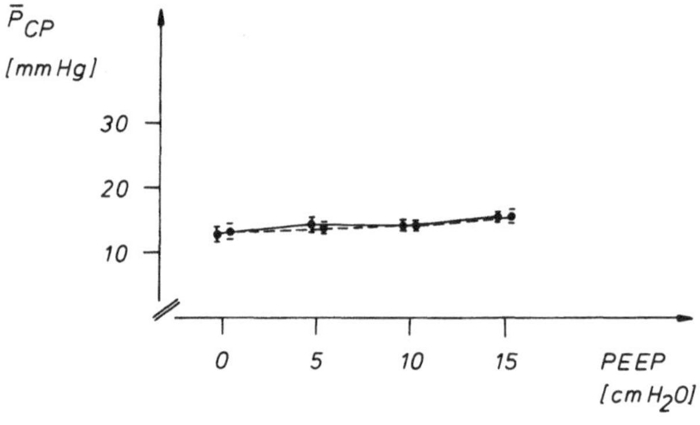

Abb. 48. Pulmonaler Kapillar-Verschlußdruck bei He-O_2- (•---•) und N_2-O_2-Beatmung (•——•) (F_IO_2=0,3; Gruppe 3; n=6; $\bar{x} \pm s_{\bar{x}}$)

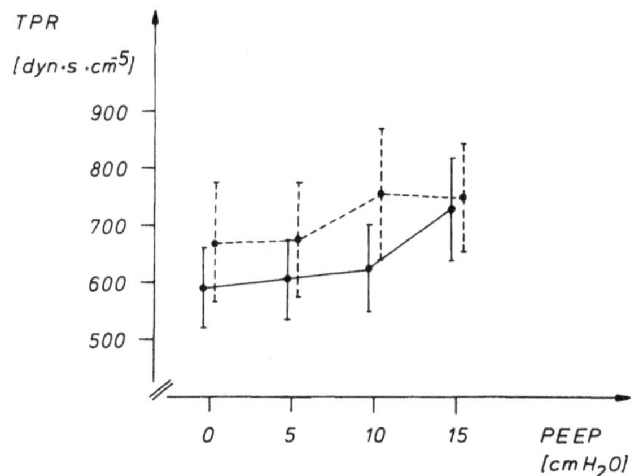

Abb. 49. Peripherer Gesamtwiderstand bei He-O_2- (•---•) und N_2-O_2-Beatmung (•——•) (F_IO_2=0,3; Gruppe 3; n=6; $\bar{x} \pm s_{\bar{x}}$)

Mitteldruck in der A. pulmonalis ($\bar{p}_{ap}$) (mmHg) (Abb. 47): Die zunehmende FRC bei steigenden endexspiratorischen Drücken führt zu einer Zunahme des $\bar{p}_{ap}$ in beiden Fällen (24,5–28,5 mmHg; 24,9–26,5 mmHg).

Pulmonaler Kapillar-Verschlußdruck ($\bar{p}_{cp}$) (mmHg) (Abb. 48): Durch den steigenden intrapulmonalen Gasgehalt bei PEEP-Beatmung erhöht sich sowohl unter N_2-O_2- als auch unter He-O_2-Respiration der „wedge pressure" (13,1–15,75 mmHg; 13,3–15,8 mmHg).

Peripherer Gefäßwiderstand (TPR) (dyn · s · cm^{-5}) (Abb. 49): Der TPR hatte einen Ausgangswert unter N_2-O_2-Ventilation bei 590,5 dyn · s · cm^{-5} und stieg kontinuierlich bis auf 731 dyn · s · cm^{-5} an. Der Initialwert für He-O_2 lag bei 668 dyn · s · cm^{-5}, nahm aber ebenfalls stetig zu bis auf 750 dyn · s · cm^{-5}. Unter PEEP 10 cm H_2O gab es eine Signifikanz ($p < 0,05$).

Pulmonaler Gefäßwiderstand (PVR) (dyn · s · cm^{-5}) (Abb. 50): Unter beiden Beatmungsformen stieg der PVR während der PEEP-Manöver an, erreichte aber unter He-O_2 nicht den hohen Endwert wie unter N_2-O_2-Beatmung bei PEEP 15 cm H_2O (132,2 ± 18,2 bzw. 118 ± 24 dyn · s · cm^{-5}).

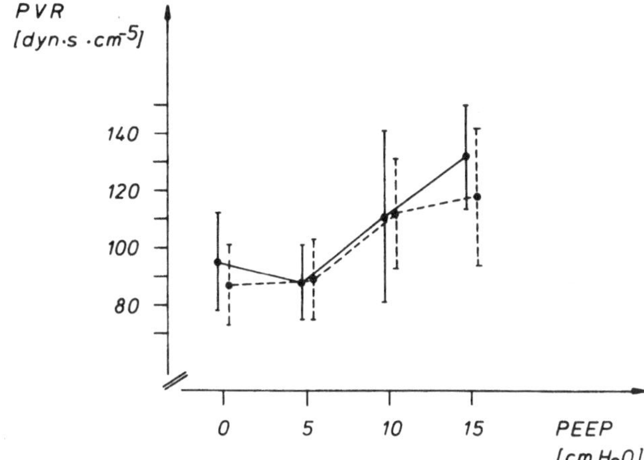

Abb. 50. Pulmonaler Gefäßwiderstand bei $He\text{-}O_2$- (•---•) und $N_2\text{-}O_2$-Beatmung (•——•) ($F_IO_2 = 0{,}3$; Gruppe 3; n = 6; $\bar{x} \pm s_{\bar{x}}$)

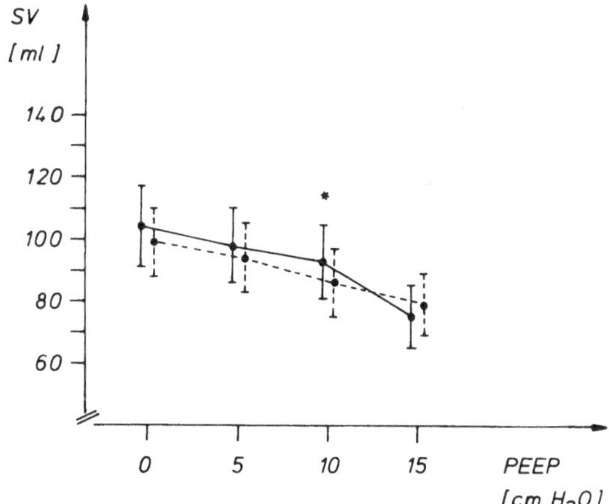

Abb. 51. Schlagvolumen bei $He\text{-}O_2$- (•---•) und $N_2\text{-}O_2$-Beatmung (•——•) ($F_IO_2 = 0{,}3$; Gruppe 3; n = 6; $\bar{x} \pm s_{\bar{x}}$); * $p < 0{,}05$

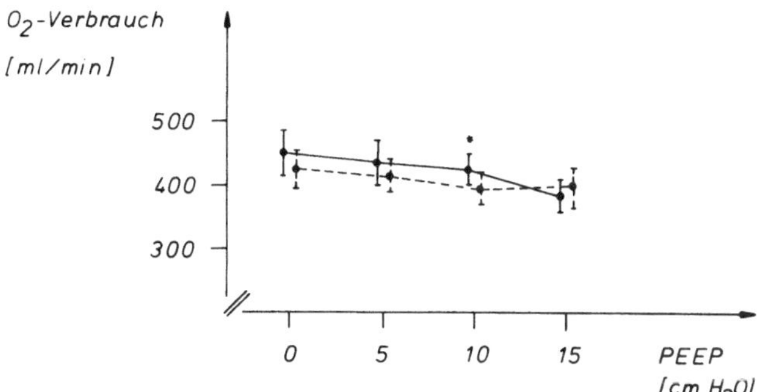

Abb. 52. Gesamtsauerstoffverbrauch bei $He\text{-}O_2$- (•---•) und $N_2\text{-}O_2$-Beatmung (•——•) ($F_IO_2 = 0{,}3$; Gruppe 3; n = 6; $\bar{x} \pm s_{\bar{x}}$); * $p < 0{,}05$

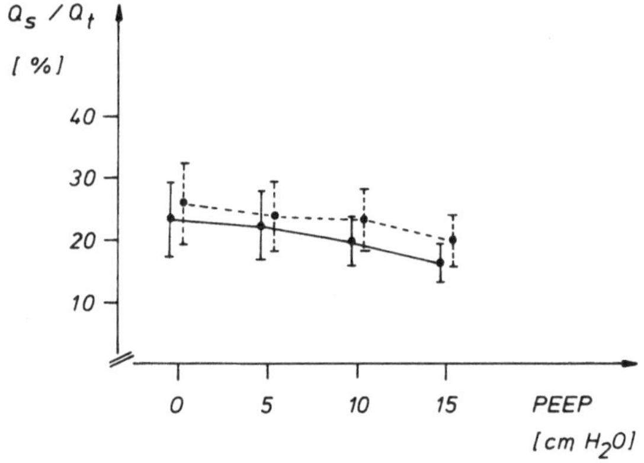

Abb. 53. Intrapulmonale Rechts-Links-Shunt-Fraktion bei $He\text{-}O_2$- (•---•) und $N_2\text{-}O_2$-Beatmung (•——•) ($F_IO_2 = 0{,}3$; Gruppe 3; $n = 6$; $\bar{x} \pm s_{\bar{x}}$)

Schlagvolumen (SV) (ml) (Abb. 51): Wie vom Cardiac output her zu erwarten, sank das Schlagvolumen bei den ansteigenden PEEP-Manövern ab, unter $He\text{-}O_2$ aber weniger, bezogen auf den Ausgangswert ($N_2\text{-}O_2$: 103,7–75,2; $He\text{-}O_2$: 98,7–79). Eine statistische Irrtumswahrscheinlichekeit gab es bei PEEP 10 cm H_2O ($p < 0{,}05$).

Gesamtsauerstoffverbrauch (O_2-Verbrauch) (ml/min) (Abb. 52): Der O_2-Verbrauch begann bei $N_2\text{-}O_2$ mit $451 \pm 34{,}5$ ml/min und sank unter PEEP stetig ab bis auf $384 \pm 26{,}7$ ml/min. Die gleiche Tendenz war bei $He\text{-}O_2$ zu beobachten. ($425{,}4 \pm 29{,}7$–$395 \pm 26{,}7$ ml/min) bis PEEP 10 cm H_2O. Anschließend erfolgte ein leichter Anstieg auf 401 ± 30 ml/min. Eine Signifikanz gab es bei PEEP 10 cm H_2O ($p < 0{,}05$).

Intrapulmonale Rechts-Links-Shunt-Fraktion (Q_s/Q_t) (%) (Abb. 53): Die unter beiden Beatmungsgemischen doch anfänglich hohe Shunt-Fraktion ($23{,}9 \pm 5{,}93$% für $N_2\text{-}O_2$ bzw. $26{,}2 \pm 6{,}4$% für $He\text{-}O_2$) sank unter PEEP durch vermehrtes Öffnen verschlossener Alveolen in jedem Falle ab bis auf $16{,}5 \pm 3{,}06$ bzw. $20{,}4 \pm 4{,}08$%.

5.4 Verlaufsbeobachtungen

5.4.1 Atemmechanik

Effektives Atemminutenvolumen (eff. AMV) (l/min) (Abb. 54): Bei beiden Beatmungsgemischen war während des Untersuchungszeitraumes eine Zunahme des AMV zu beobachten. Der Ausgangswert lag bei $N_2\text{-}O_2$ am ersten Tag bei $9{,}44 \pm 0{,}67$ l/min im Gegensatz zu $7{,}83 \pm 0{,}4$ l/min bei $He\text{-}O_2$. Am 4. Tag waren beide Initialgrößen unter PEEP 0 um 2,2–2,3 l/min angestiegen. Die AMV nahmen im Vergleich zu den jeweiligen Kontroll-Werten bei höheren PEEP-Formen stetig ab. Eine statistische Signifikanz ließ sich in jedem Falle sichern.

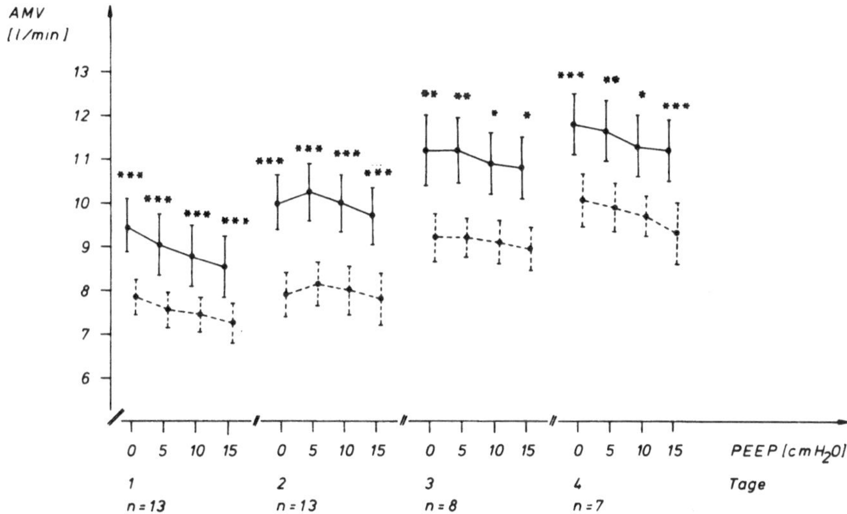

Abb. 54. Atemminutenvolumen unter He-O_2- (•---•) und N_2-O_2-Beatmung (•——•) ($F_IO_2=0{,}3$; $\bar{x}\pm s_{\bar{x}}$); Verlaufsbeobachtungen über 4 Tage; * $p<0{,}05$, ** $p<0{,}01$, *** $p<0{,}005$

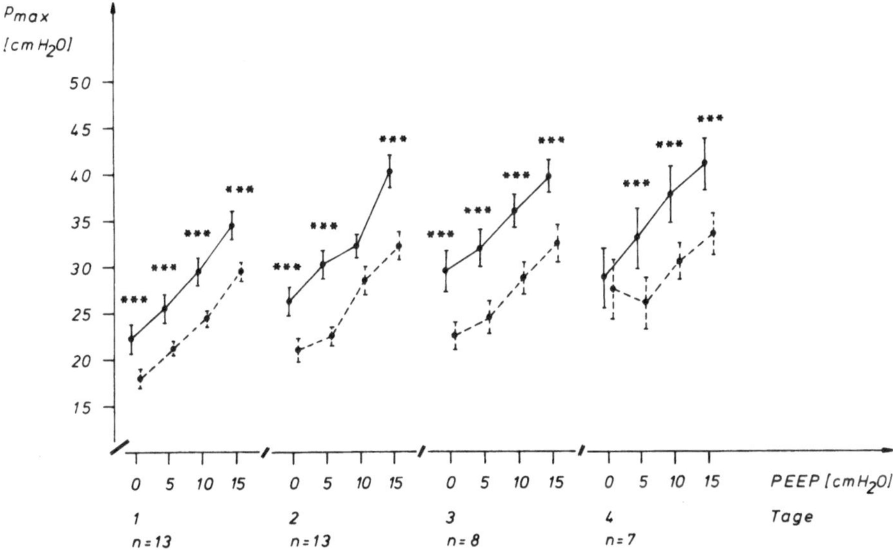

Abb. 55. Inspiratorischer Spitzendruck bei He-O_2- (•---•) und N_2-O_2-Beatmung (•——•) ($F_IO_2=0{,}3$; $\bar{x}\pm s_{\bar{x}}$); Verlaufsbeobachtungen über 4 Tage; * $p<0{,}05$, *** $p<0{,}005$

Inspiratorischer Spitzendruck (p_{max}) (cm H_2O) (Abb. 55): Am ersten Beobachtungstag lagen die Kontrollwerte bei PEEP 0 cm H_2O bei 22,2 ± 1,62 cm H_2O unter N_2-O_2 und 17,9 ± 0,96 cm H_2O unter He-O_2-Beatmung. Mit steigendem PEEP war eine stetige Abnahme unter beiden Gasgemischen zu verzeichnen. Die Kontrollwerte zeigten in den folgenden Tagen eine stetige Zunahme. Der Ausgangswert für He-O_2 am 4. Tag (27,7 ± 3,13 cm H_2O) ist mit Sicherheit als Meßfehler zu interpretieren, da im Vergleich zu PEEP 5 cm H_2O eine Abnahme zu verzeichnen ist. Die Endwerte unter beiden Beatmungsgemischen am 4. Tag (N_2-O_2: 41 ± 2,72 cm H_2O; He-O_2: 33,4 ± 2,2 cm H_2O) zeigen eine absolute Größenzunahme von 6,4 cm H_2O (N_2-O_2) und 3,8 cm H_2O (He-O_2) im Vergleich zum gleichen PEEP-Manöver am Ausgangstag. Im Vergleich zwischen den Gruppen ließ sich - bis auf PEEP 0 am 4. Tag - eine statistische Irrtumswahrscheinlichkei nachweisen.

Plateaudruck (p_{plat}) (cm H_2O) (Abb. 56): Der Ausgangswert für N_2-O_2 (14,07 ± 0,8 cm H_2O) und He-O_2 (13 ± 0,72 cm H_2O) stieg im Laufe der Tage an und deutete auf eine verminderte Dehnbarkeit des Lungenparenchyms bei der Verteilung des Atemgases hin. Der Kontrollwert am 4. Tag unter N_2-O_2-Beatmung lag bei 20,1 ± 2,39 cm H_2O im Gegensatz zu He-O_2, der bei 18,4 ± 2,05 cm H_2O lag. Statistisch im Vergleich zwischen den Gruppen ließen sich in den meisten Fällen Signifikanzen nachweisen.

Inspiratorische Resistance (R_{insp}) (cm H_2O/l/s) (Abb. 57): Unter dem endexspiratorischen Druck 0 cm H_2O war an allen 4 Tagen die R_{insp} ähnlich (im Mittel 14,42 bei N_2-O_2 und 11,0 bei He-O_2). Unter den verschiedenen PEEP-Manövern nahm die Resistance jeweils gering ab. Signifikanzen gab es bei jedem Vergleich.

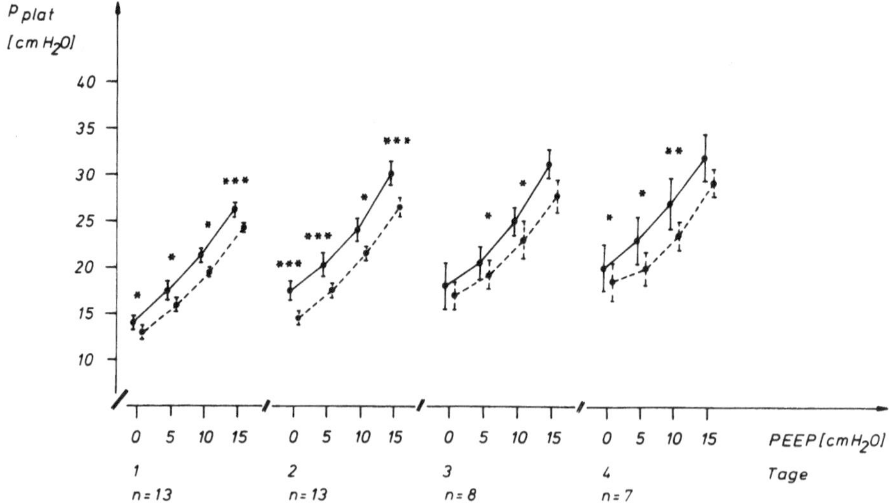

Abb. 56. Plateaudruck unter He-O_2- (•---•) und N_2-O_2-Beatmung (•——•) ($F_IO_2 = 0,3$; $\bar{x} \pm s_{\bar{x}}$); Verlaufsbeobachtungen über 4 Tage; * $p < 0,05$, ** $p < 0,01$, *** $p < 0,005$

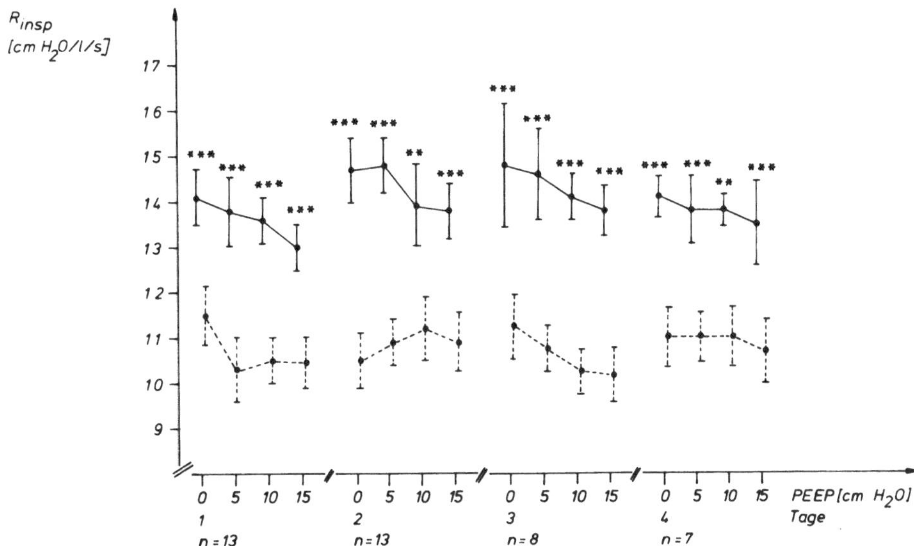

Abb. 57. Inspiratorische Resistance unter He-O_2- (•---•) und N_2-O_2-Beatmung (•—•) ($F_IO_2 = 0,3$; $\bar{x} \pm s_{\bar{x}}$); Verlaufsbeobachtungen über 4 Tage; ** $p < 0,01$, *** $p < 0,005$

5.4.2 *Blutgasanalysen* (arteriell a) (Abb. 58)

Arterieller pH-Wert (pH): Der arterielle pH-Wert zeigte während der ersten beiden Tage normale Werte, bis auf PEEP 15 cm H_2O am 2. Tag unter N_2-O_2-Ventilation (7,44 ± 0,02). Am 3. und 4. Tag zeigte der pH bei steigendem PEEP eine zunehmende alkalische Tendenz (7,44–7,47).

Arterieller Kohlendioxiddruck (p_aCO_2) (mmHg): Während der ersten beiden Beobachtungstage zeigte das arterielle pCO_2 im wesentlichen Zeichen der Normokapnie. Die absoluten Werte bewegten sich bei Anwendung beider Beatmungsgase im Mittel zwischen 36 und 39,1 mmHg und wurden nur in 3 Fällen unterschritten. Dies gilt für alle PEEP-Formen. An den beiden letzten Tagen wurde fast kontinuierlich ein pCO_2 unter 36 mmHg nachgewiesen.

Arterieller Sauerstoffdruck (p_aO_2) (mmHg): Ausgehend von 82 ± 6 mmHg (N_2-O_2) und 80,4 ± 7,43 mmHg (He-O_2) am 1. Tag zeigen alle Werte der folgenden Tage in vergleichbarer Situation (PEEP 0 cm H_2O) ähnliche Größen. Eine Abnahme ist nur bei dem pO_2 des 3. Tages (PEEP 0; N_2-O_2) zu vermerken (72 ± 4,73 mmHg). Bedingt durch eine größere Gasaustauschfläche bei steigendem PEEP nimmt das arterielle pO_2 in diesen Situationen in fast allen Fällen zu. Im Vergleich zwischen den Gruppen ließ sich am 3. Tag unter PEEP 10 und 15 cm H_2O eine Signifikanz nachweisen ($p < 0,05$).

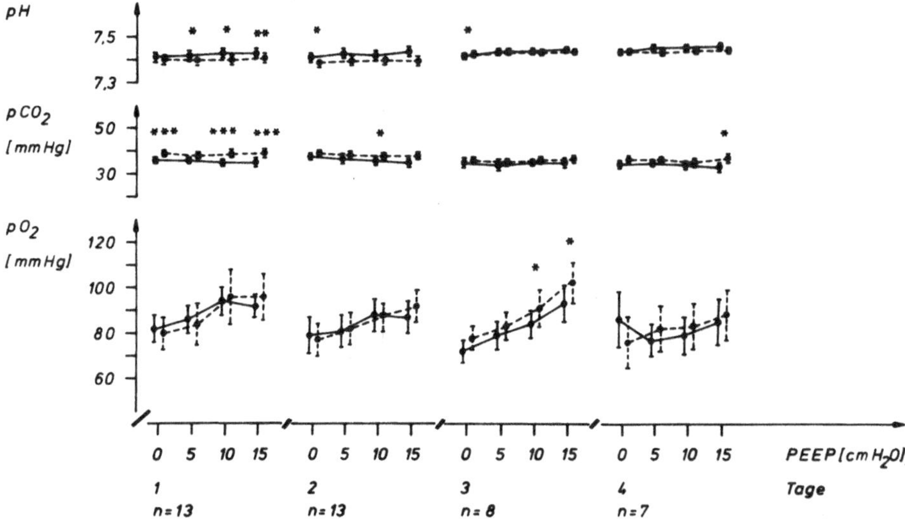

Abb. 58. Blutgasanalysen unter He-O_2- (•---•) und N_2-O_2-Beatmung (•—•) ($F_IO_2 = 0{,}3$; $\bar{x} \pm s_{\bar{x}}$); Verlaufsbeobachtungen über 4 Tage; * $p < 0{,}05$, ** $p < 0{,}01$, *** $p < 0{,}005$

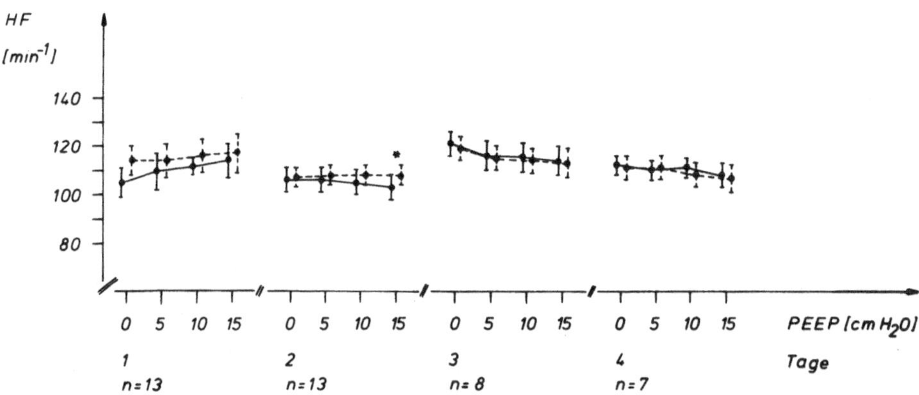

Abb. 59. Herzfrequenz unter He-O_2- (•---•) und N_2-O_2-Beatmung (•—•) ($F_IO_2 = 0{,}3$; $\bar{x} \pm s_{\bar{x}}$); Verlaufsbeobachtungen über 4 Tage; * $p < 0{,}05$

5.4.3 *Hämodynamik*

Herzfrequenz (HF) (min^{-1}) (Abb. 59): Die Herzfrequenz zeigte am Ausgangstag bei beiden Gasgemischen unter zunehmendem PEEP eine steigende Tendenz (N_2-O_2: 104–113 min^{-1}; He-O_2: 113–117 Min^{-1}). Am 2. Tag gab es keine wesentlichen Veränderungen während der PEEP-Manöver, wohingegen während der letzten beiden Tage eine Abnahme bei steigendem endexspiratorischem Druck zu verzeichnen ist. Einen signifikanten Unterschied gab es nur in einem Fall (PEEP 15 cm H_2O am 2. Tag; $p < 0{,}05$).

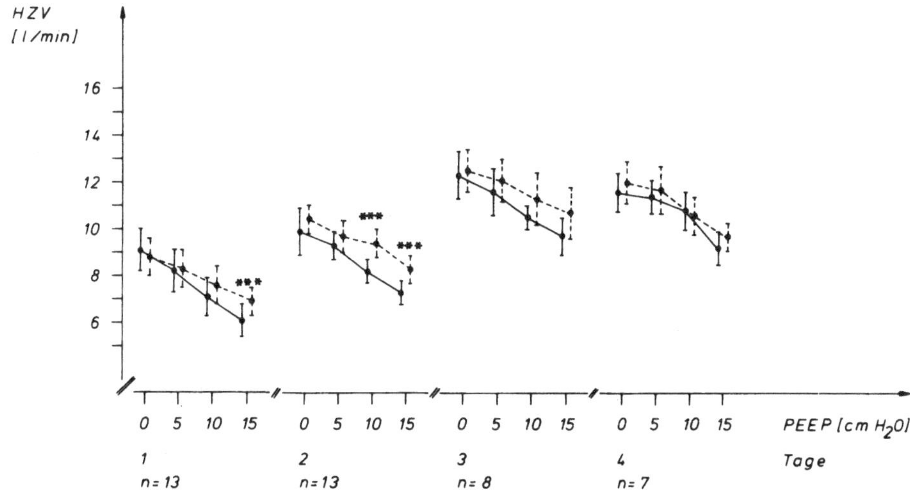

Abb. 60. Herzzeitvolumen unter $He\text{-}O_2$- (•---•) und $N_2\text{-}O_2$-Beatmung (•——•) ($F_IO_2 = 0{,}3$; $\bar{x} \pm s_{\bar{x}}$); Verlaufsbeobachtungen über 4 Tage; *** $p < 0{,}005$

Herzzeitvolumen (HZV) (l/min) (Abb. 60): Der Kontrollwert am Ausgangstag war unter $N_2\text{-}O_2$ ($9{,}09 \pm 0{,}9$ l/min) gegenüber $He\text{-}O_2$ ($8{,}82 \pm 0{,}75$ l/min) leicht erhöht. Mit steigendem PEEP trat eine Umkehr dieses Verhältnisses auf, so daß bei PEEP 15 cm H_2O das HZV bei $N_2\text{-}O_2$-Beatmung $6{,}13 \pm 0{,}64$ l/min betrug im Gegensatz zu $6{,}94 \pm 0{,}63$ l/min unter $He\text{-}O_2$-Anwendung. Während der folgenden Tage (bis auf den 4. Tag) stieg der HZV-Wert unter PEEP 0 cm H_2O kontinuierlich an, es war aber immer eine Verbesserung zugunsten des $He\text{-}O_2$-Gases zu sehen. Dieser Unterschied zugunsten des $He\text{-}O_2$ war während aller PEEP-Formen an den verschiedenen Beobachtungstagen zu sehen und betrug unter PEEP 15 cm H_2O am 2. und 3. Tag sogar 1 l/min. Eine statistische Absicherung

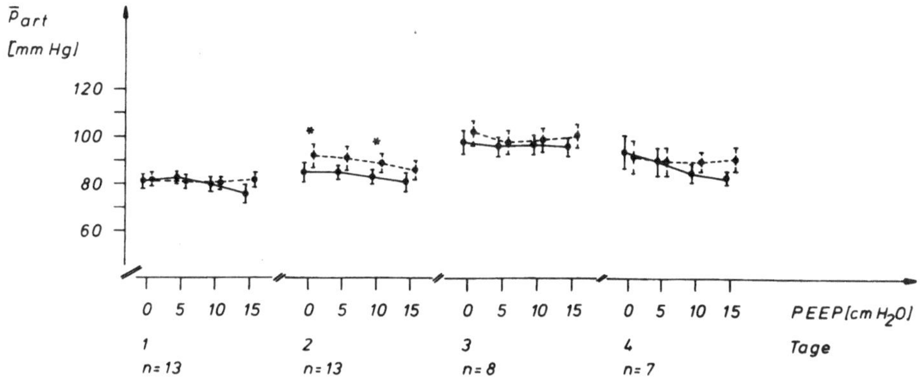

Abb. 61. Arterieller Mitteldruck unter $He\text{-}O_2$- (•---•) und $N_2\text{-}O_2$-Beatmung (•——•) ($F_IO_2 = 0{,}3$; $\bar{x} \pm s_{\bar{x}}$); Verlaufsbeobachtungen über 4 Tage; * $p < 0{,}05$

der Ergebnisse im Vergleich gab es nur in wenigen Fällen (PEP 15 cm H_2O am 1. Tag sowie PEEP 10 und 15 cm H_2O am 2. Tag; $p<0{,}005$).

Arterieller Mitteldruck (MAP = $\bar{p}_{art}$) (mmHg) (Abb. 61): Am Anfangstag gab es hier nur einen Unterschied bei PEEP 15 cm H_2O (N_2-O_2: 76,31 ± 3,64 mmHg; He-O_2: 81,15 ± 3,38 mmHg). Die Differenzen waren am 2. und 3. Tag deutlicher. Der $\bar{p}_{art}$ war unter He-O_2-Beatmung intermittierend bis 6 mmHg höher. Am letzten Tag gab es nur bei PEEP 10 und 15 cm H_2O Differenzen, die sich statistisch nicht absichern ließen.

Zentral-venöser Druck (CVP) (mmHg) (Abb. 62): Unter PEEP 0 cm H_2O zeigte sich im gesamten Verlauf eine zunehmende Tendenz (N_2-O_2: 5,82–11,01 mmHg; He-O_2: 6,0–9,64 mmHg). Eine Druckerhöhung war auch bei steigendem PEEP, wie erwartet, zu verzeichnen.

Mitteldruck in der A. pulmonalis ($\bar{p}_{ap}$) (mmHg) (Abb. 63): Der Pulmonalismitteldruck hatte bei beiden Beatmungsformen fast einen identischen Ausgangswert (N_2-O_2: 21,2 ± 1,96 mmHg; He-O_2: 21,7 ± 2,16 mmHg). Eine Zunahme war sowohl bei den verschiedenen PEEP-Situationen als auch im Laufe der Untersuchungstage zu sehen.

Pulmonaler Kapillar-Verschlußdruck (p_{cp}) (mmHg) (Abb. 64): Ausgehend von einem Niveau, welches im Schnitt 10–12 mmHg unter dem $\bar{p}_{ap}$ lag, zeigte der $\bar{p}_{cp}$ die gleichen Veränderungen wie der Mitteldruck in der A. pulmonalis. Die Ergebnisse ließen sich nur vereinzelt statistisch absichern zwischen den Gruppen.

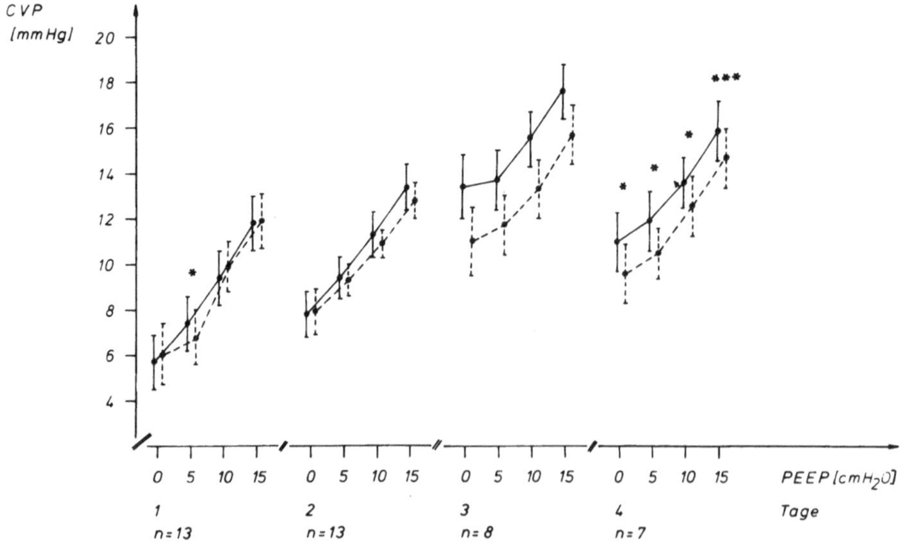

Abb. 62. Zentral-venöser Druck unter He-O_2- (•---•) und N_2-O_2-Beatmung (•——•) (F_IO_2 = 0,3; $\bar{x} \pm s_{\bar{x}}$); Verlaufsbeobachtungen über 4 Tage; * $p<0{,}05$, *** $p<0{,}005$

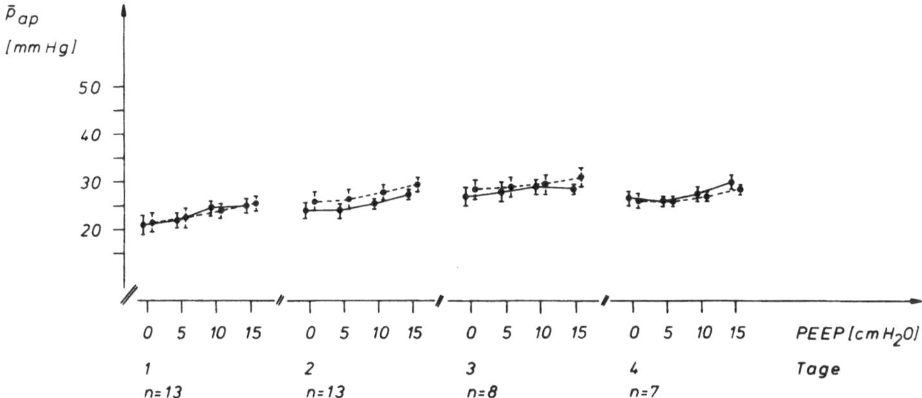

Abb. 63. Pulmonal-arterieller Mitteldruck unter He-O_2- (•---•) und N_2-O_2-Beatmung (•——•) (F_IO_2=0,3; $\bar{x} \pm s_{\bar{x}}$); Verlaufsbeobachtungen über 4 Tage

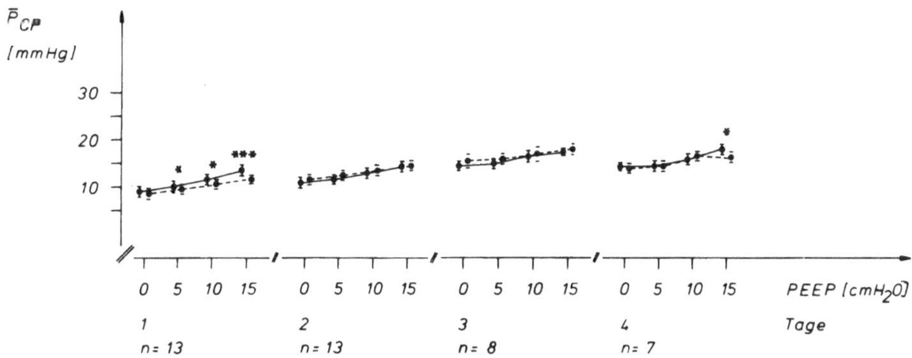

Abb. 64. Pulmonaler Kapillar-Verschlußdruck unter He-O_2- (•---•) und N_2-O_2-Beatmung (•——•) (F_IO_2=0,3; $\bar{x} \pm s_{\bar{x}}$); Verlaufsbeobachtungen über 4 Tage; * $p<0,05$, *** $p<0,005$

Schlagvolumen (SV) (ml) (Abb. 65): Das SV war während aller vergleichenden Messungen bis auf PEEP 0 cm H_2O am 1. Tag (N_2-O_2: 85±8,3 ml; He-O_2: 76±7,5 ml) unter He-O_2-Beatmung verbessert. Der Kontrollwert (PEEP 0 cm H_2O) nahm während der Verlaufsbeobachtung kontinuierlich bei beiden Beatmungsgemischen zu (N_2-O_2: 85±8,3 ml-105±7,7 ml; He-O_2: 76±7,5 ml-110±8,4 ml). Mit steigendem PEEP reduzierte sich das SV aufgrund des erhöhten intrathorakalen Drucks in jedem FAlle. Die Differenz zugunsten des He-O_2-Gemisches, wie oben angeführt, blieb erhalten. Statistisch im Vergleich zwischen den Gruppen ließ sich nur am 1. Tag (PEEP 15 cm H_2O: $p<0,05$) und am 2. Tag (PEEP 10 cm H_2O; $p<0,05$) eine Signifikanz sichern.

Peripherer Gefäßwiderstand (TPR) (dyn·s·cm^{-5}) (Abb. 66): Die Ausgangswerte an den einzelnen Tagen zeigen eine stetige Abnahme unter beiden Beat-

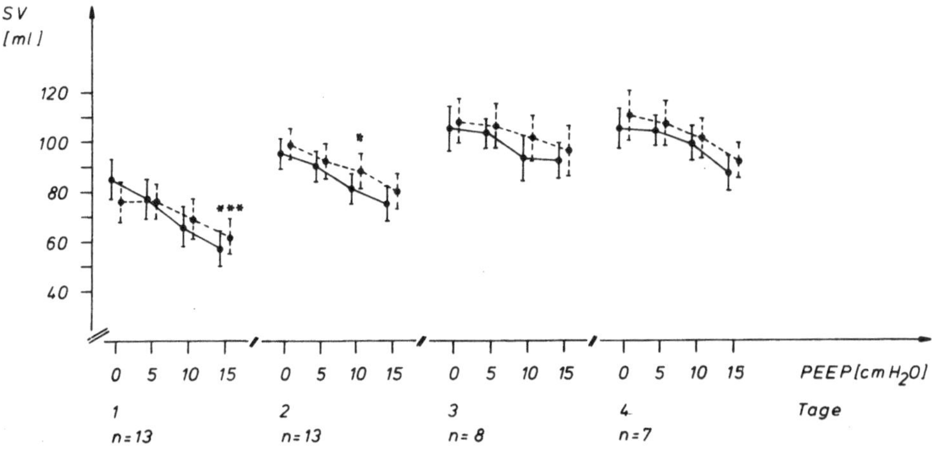

Abb. 65. Schlagvolumen unter He-O_2- (•---•) und N_2-O_2-Beatmung (•—•) ($F_IO_2 = 0{,}3$; $\bar{x} \pm s_{\bar{x}}$); Verlaufsbeobachtungen über 4 Tage; * $p < 0{,}05$, *** $p < 0{,}005$

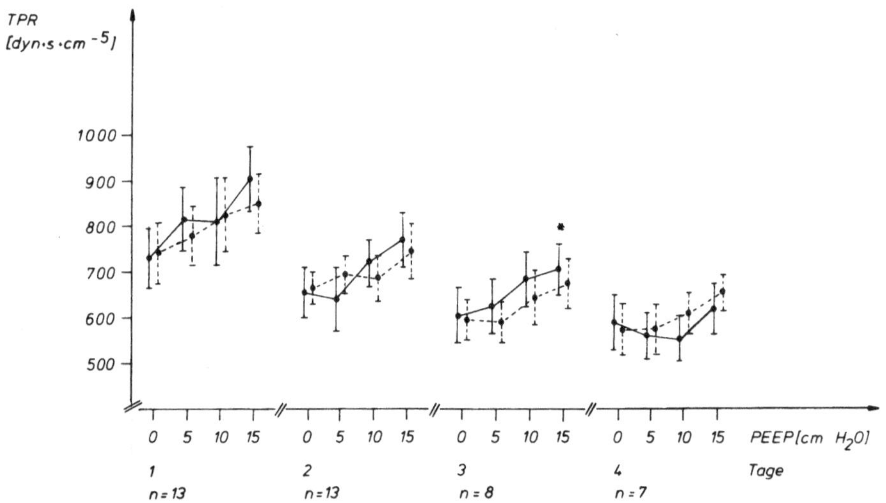

Abb. 66. Peripherer Gesamtwiderstand unter He-O_2- (•---•) und N_2-O_2-Beatmung (•—•) ($F_IO_2 = 0{,}3$; $\bar{x} \pm s_{\bar{x}}$); Verlaufsbeobachtungen über 4 Tage; * $p < 0{,}05$

mungsformen (N_2-O_2: 728 ± 63,2–591 ± 62,4 dyn·s·cm^{-5}; He-O_2: 741 ± 64,7–574 ± 52,6 dyn·s·cm^{-5}). In vereinzelten Fällen fällt der TPR unter PEEP 5 cm H_2O im Vergleich zum Kontrollwert ab, zeigt aber dann unter PEEP 10 und 15 cm H_2O eine ansteigende Tendenz. Die Endwerte unter PEEP 15 cm H_2O nehmen alle im Laufe der Verlaufsbeobachtungen ab (N_2-O_2: 906 ± 68 dyn·s·cm^{-5}; He-O_2: 851 ± 66–653 ± 41,7 dyn·s·cm^{-5}). Statistisch im Vergleich zwischen den Gruppen ließ sich nur am 3. Tag unter PEEP 15 cm H_2O eine Signifikanz sichern ($p < 0{,}05$).

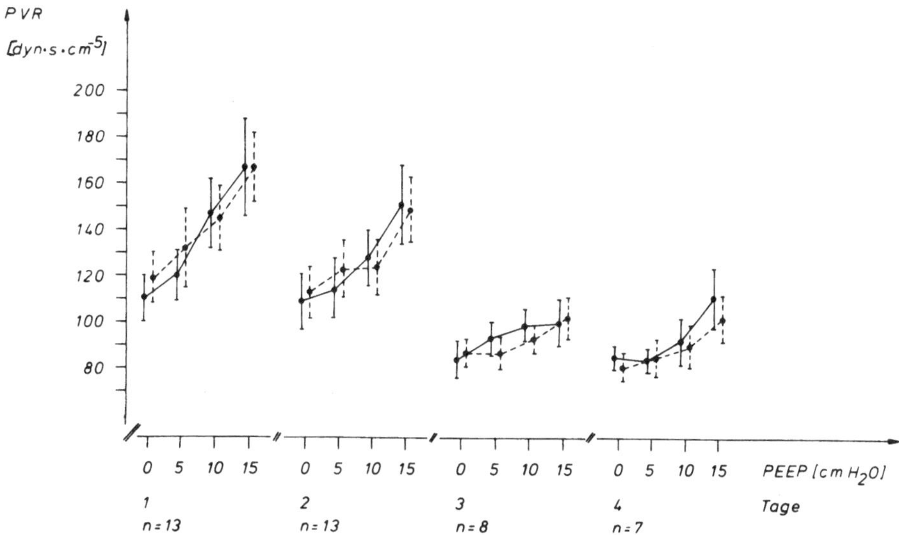

Abb. 67. Pulmonaler Gefäßwiderstand unter He-O_2- (•---•) und N_2-O_2-Beatmung (•—•) ($F_IO_2 = 0{,}3$; $\bar{x} \pm s_{\bar{x}}$); Verlaufsbeobachtungen über 4 Tage

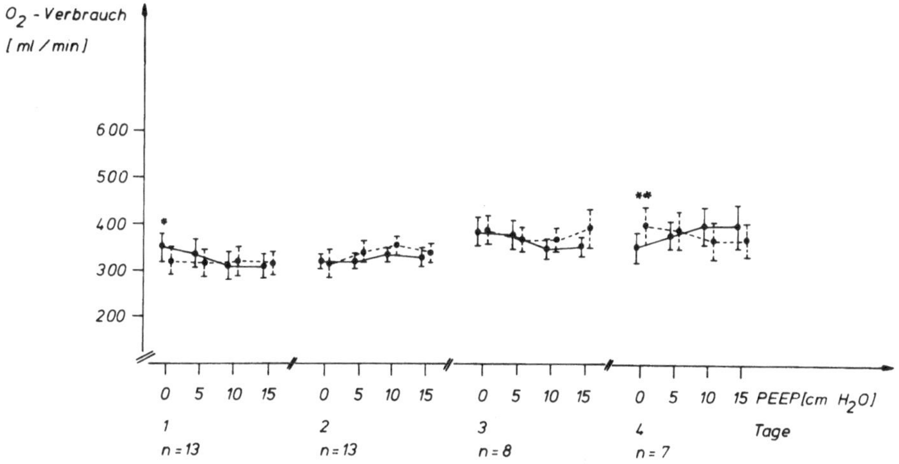

Abb. 68. Gesamtsauerstoffverbrauch unter He-O_2- (•---•) und N_2-O_2-Beatmung (•—•) ($F_IO_2 = 0{,}3$; $\bar{x} \pm s_{\bar{x}}$); Verlaufsbeobachtungen über 4 Tage; * $p < 0{,}05$, ** $p < 0{,}01$

Pulmonaler Gefäßwiderstand (PVR) (dyn·s·cm^{-5}) (Abb. 67): Ausgehend von 110 (N_2-O_2) und 119 (He-O_2) dyn·s·cm^{-5} am 1. Tag unter PEEP 0 zeigten diese Werte an den folgenden Tagen eine abnehmende Tendenz (N_2-O_2: $85 \pm 5{,}3 \pm$ dyn·s·cm^{-5}; He-O_2: $81 \pm 6{,}1$ dyn·s·cm^{-5}) bei dem gleichen endexspiratorischen Druck. Bei steigendem PEEP erhöhte sich der PVR bei beiden Beatmungsgemischen und zeigte jeweils den fast gleichen Endwert.

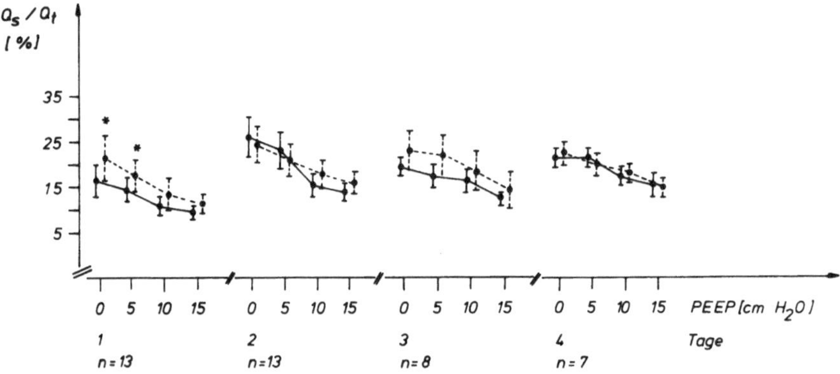

Abb. 69. Intrapulmonale Rechts-Links-Shunt-Fraktion unter He-O_2- (•---•) und N_2-O_2-Beatmung (•——•) ($F_IO_2 = 0{,}3$; $\bar{x} \pm s_{\bar{x}}$); Verlaufsbeobachtungen über 4 Tage; * $p < 0{,}05$

Gesamtsauerstoffverbrauch (O_2-Verbrauch) (ml/min) (Abb. 68): Schon am Ausgangstag war der Gesamt-O_2-Verbrauch unter PEEP 0 cm H_2O bei beiden Gasgemischen deutlich gegenüber der Norm (200 ml/min) erhöht (N_2-O_2: 349 ± 29,9 ml/min; He-O_2: 318–28,6 ml/min). Der Gesamt-O_2-Verbrauch war in fast allen Fällen bei N_2-O_2-Verwendung etwas geringer. Eine deutliche Differenz zeigte sich bei PEEP 0 cm H_2O am 4. Tag (N_2-O_2: 352 ± 32,9 ml/min; He-O_2: 400 ± 41,4 ml/min; $p < 0{,}01$).

Intrapulmonale Rechts-Links-Shunt-Fraktion (Q_s/Q_t) (%) (Abb. 69): Die Intrapulmonale Rechts-Links-Shunt-Fraktion zeigte bei beiden Beatmungsgemischen das 4- bis 5fache der Norm unter PEEP 0 cm H_2O am 1. Tag (N_2-O_2: 16,5 ± 3,29%; He-O_2: 21,6 ± 5,23%). Am folgenden Tag stieg dieser Wert unter N_2-O_2 auf 24,9% an, sank dann auf 19,5% ab, um am letzten Tag 21,7 ± 2,02% zu erreichen. Eine ähnliche Tendenz war bei He-O_2 zu sehen, nur war um 2. Tag eine geringere Zunahme (3%) zu beobachten. Bis zum letzten Beobachtungstag sank dieser Wert dann ab auf 22,25 ± 2,74% unter He-O_2. Unter PEEP 0 und 5 cm H_2O ließ sich am Ausgangstag eine Irrtumswahrscheinlichkeit von $p < 0{,}05$ zwischen den Gruppen sichern. Mit steigendem PEEP besserten sich die Shunt-Verhältnisse in allen Fällen.

5.5 Langzeitbeatmung über 6 h bei Zustand nach aortokoronarem Bypass

5.5.1 Atemmechanik

Effektives Atemminutenvolumen (eff. AMV) (l/min) = AMV (Abb. 70): Das AMV lag initial unter N_2-O_2-Beatmung bei 8,29 ± 0,39 l/min, stieg nach 2 h auf 10,31 ± 0,38 l/min, um dann allmählich wieder abzusinken bis auf 8,56 ± 0,38 l/min am Ende der Untersuchung. Bei He-O_2-Beatmung lag der Ausgangswert bei 7,10 ± 0,21 l/min und behielt diese absolute Differenz zu N_2-O_2 während des

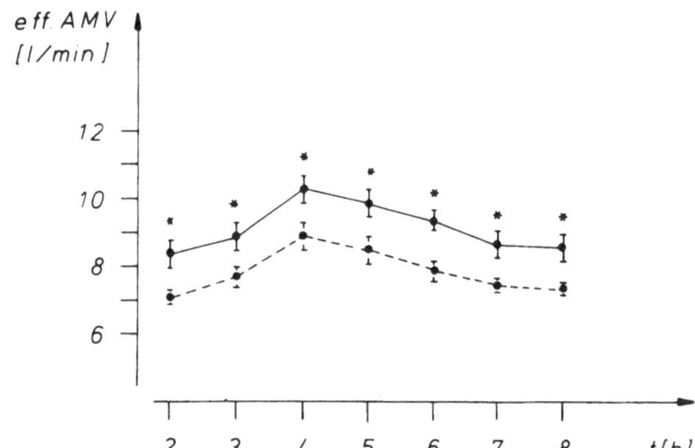

Abb. 70. Effektives Atemminutenvolumen bei He-O_2- (•---•) und N_2-O_2-Beatmung (•——•) ($F_IO_2 = 0,3$; $n = 12$; $\bar{x} \pm s_{\bar{x}}$); Verlaufsbeobachtungen über 6 h; * $p < 0,05$

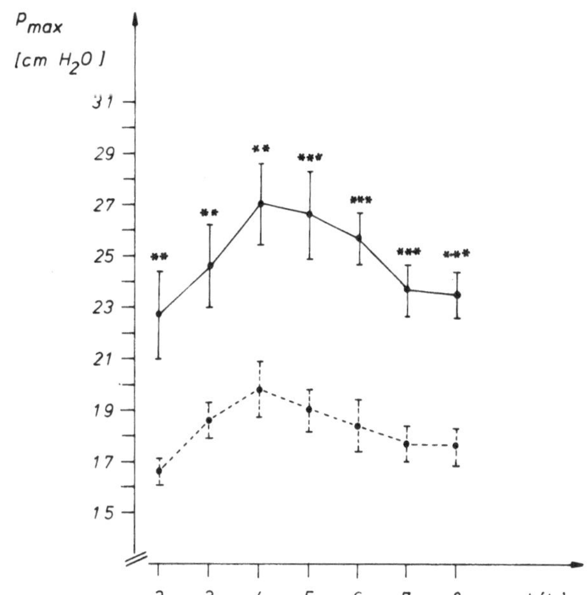

Abb. 71. Inspirationsspitzendruck bei He-O_2- (•---•) und N_2-O_2-Beatmung (•——•) ($F_IO_2 = 0,3$; $n = 12$; $\bar{x} \pm s_{\bar{x}}$); Verlaufsbeobachtungen über 6 h; * $p < 0,01$, *** $p < 0,005$

gesamten Beobachtungszeitraumes bei. Alle Werte ließen sich im Vergleich statistisch absichern ($p < 0,05$).

Inspiratorischer Spitzendruck (p_{max}) (cm H_2O) (Abb. 71): Der Ausgangswert unter N_2-O_2 lag bei $22,82 \pm 1,66$ cm H_2O im Gegensatz zu $16,64 \pm 0,52$ cm H_2O bei He-O_2. 2 h nach Untersuchungsbeginn war bei beiden Beatmungsformen der Maximalwert erreicht (N_2-O_2: $27,0 \pm 1,61$ cm H_2O; He-O_2: $19,82 \pm 1,05$ cm H_2O). Anschließend sanken die Drücke wieder kontinuierlich ab auf $23,45 \pm 0,85$ cm H_2O (N_2) bzw. $17,64 \pm 0,65$ cm H_2O (He). Eine statistische Signifikanz ließ sich in allen Fällen sichern ($p < 0,01$ und $p < 0,005$).

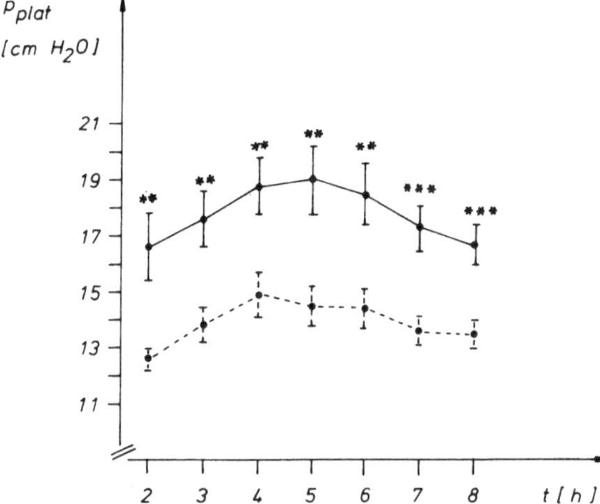

Abb. 72. Plateaudruck bei He-O_2- (•---•) und N_2-O_2-Beatmung (•—•) ($F_IO_2 = 0{,}3$; $n = 12$; $\bar{x} \pm s_{\bar{x}}$); Langzeitbeatmung über 6 h; ** $p < 0{,}01$, *** $p < 0{,}005$

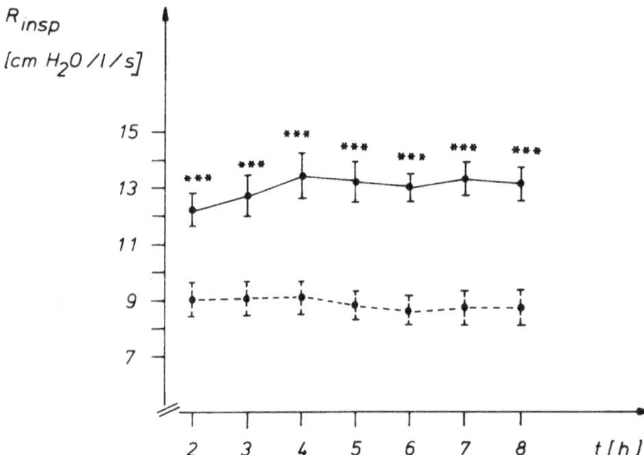

Abb. 73. Inspiratorische Resistance bei He-O_2 (•---•) und N_2-O_2-Beatmung (•—•) ($F_IO_2 = 0{,}3$; $n = 12$; $\bar{x} \pm s_{\bar{x}}$); Langzeitbeatmung über 6 h; *** $p < 0{,}005$

Plateaudruck (p_{plat}) (cm H_2O) (Abb. 72): Der Plateaudruck hatte einen Anfangswert von $16{,}64 \pm 1{,}17$ cm H_2O bei N_2-O_2-Beatmung, während er bei He-O_2 zu diesem Zeitpunkt bei $12{,}55 \pm 0{,}40$ cm H_2O lag. Diese Differenz von ca. 4 cm H_2O wurde während der gesamten Untersuchung beobachtet. Die Maximalwerte lagen für beide Gemische zwischen der 4. und 5. Stunde der Untersuchung.
Während der letzten beiden Vergleichmessungen ließ sich eine Signifikanz von $p < 0{,}005$ sichern, ansonsten von $p < 0{,}01$.

Inspiratorische Resistance (R_{insp}) (cm H_2O/l/s) (Abb. 73): Die inspiratorische Resistance wies bei den einzelnen Beatmungsgasen keine großen Schwankungen auf. Die Extremwerte lagen im Mittel zwischen 12,18 und 13,36 cm H_2O/l/s unter N_2-O_2, bei He-O_2 zwischen 8,64 und 9,11 cm H_2O/l/s. Vergleichend für die einzelnen Stunden ließ sich eine Differenz sichern, die zwischen 3–4 H_2O/l/s lag ($p < 0{,}005$).

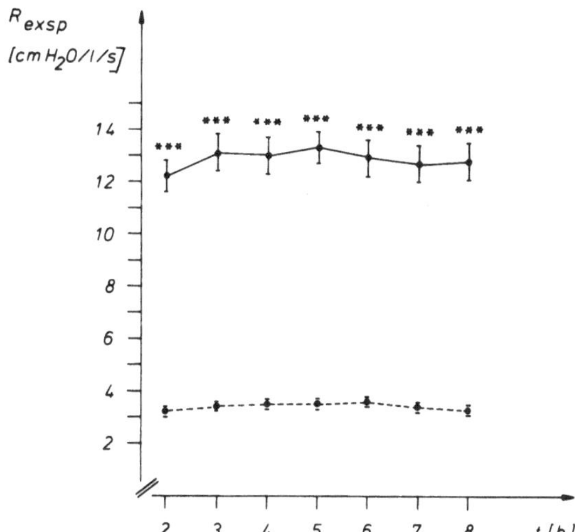

Abb. 74. Exspiratorische Resistance bei He-O_2- (•---•) und N_2-O_2-Beatmung (•——•) ($F_IO_2 = 0{,}3$; $n = 12$; $\bar{x} \pm s_{\bar{x}}$); Langzeitbeatmung über 6 h; *** $p < 0{,}005$

Exspiratorische Resistance (R_{exsp}) (cm H_2O/l/s) (Abb. 74): Die exspiratorische Resistance wies für beide Beatmungsgase einen deutlichen Unterschied während des gesamten Untersuchungszeitraumes auf. Sie lag im Mittel bei 9 cm H_2O/l/s ($p < 0{,}005$). Die Basiswerte zu Versuchsbeginn betrugen bei N_2-O_2 12,18 ± 0,63 cm H_2O/l/s im Gegensatz zu 3,2 ± 0,20 cm H_2O/l/s unter He-O_2. Bis zur 4. Stunde war bei beiden Gasen eine leicht ansteigende Tendenz zu bemerken, der anschließend wieder ein geringer Abfall folgte.

5.5.2 Blutgasanalysen

Arterieller pH-Wert (pH) (Abb. 75): Der arterielle pH-Wert bewegte sich immer im Normbereich.

Arterieller Sauerstoffdruck (p_aO_2) (mmHg): Diese Werte zeigten schon zu Beginn eine geringe Tendenz zugunsten der He-O_2-Beatmung (N_2-O_2: 110,1 ± 3,36 mmHg; He-O_2: 119 ± 4,36 mmHg). Der p_aO_2 stieg aber nur gering an bis zur 4. Stunde (~3 mmHg) bei beiden Gasgemischen, um am Versuchsende deutlich unter die Ausgangswerte abzusinken (N_2-O_2: 99,6 ± 4,02 mmHg; He-O_2: 114,4 ± 3,85 mmHg). Die letzten beiden vergleichenden Messungen waren statistisch signifikant ($p < 0{,}05$).

Arterieller Kohlendioxiddruck (p_aCO_2) (mmHg): Ausgehend von fast identischen Ausgangswerten (N_2-O_2: 37,4 ± 0,95 mmHg; He-O_2: 37,43 ± 1,04 mmHg) zeigte diese Größe immer Normwerte und läßt so auf eine alveoläre Normoventilation schließen.

Base excess (BE) (mval/l): Der BE wies keine Abweichungen von der Norm auf.

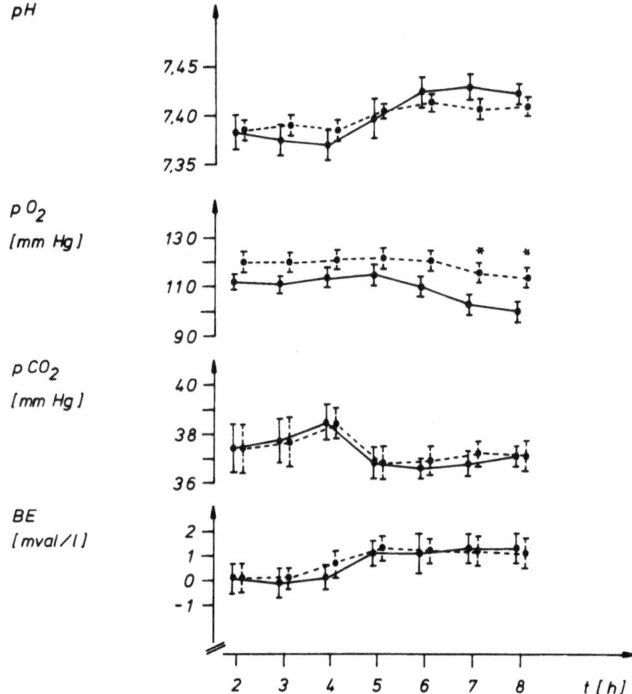

Abb. 75. Blutgasanalysen bei $He\text{-}O_2$- (•---•) und $N_2\text{-}O_2$-Beatmung (•—•) ($F_IO_2 = 0{,}3$; $n = 12$; $\bar{x} \pm s_{\bar{x}}$); Langzeitbeatmung über 6 h; * $p < 0{,}05$

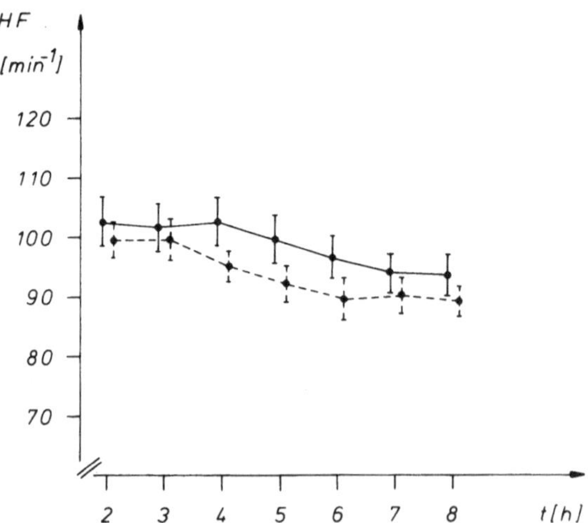

Abb. 76. Herzfrequenz bei $He\text{-}O_2$- (•---•) und $N_2\text{-}O_2$-Beatmung (•—•) ($F_IO_2 = 0{,}3$; $n = 12$; $\bar{x} \pm s_{\bar{x}}$); Langzeitbeatmung über 6 h

5.5.3 Hämodynamik

Herzfrequenz (HF) (min^{-1}) (Abb. 76): Die Maximalwerte lagen zu Beginn (N_2-O_2: 102,6 ± 3,81 min^{-1}; He-O_2: 98,9 ± 3,09 min^{-1}). Für beide Beatmungsformen gab es eine abfallende Tendenz, die am Ende der Untersuchung (8. Stunde) bei 93,5 ± 3,55 min^{-1} (N_2-O_2) bzw. 89,2 ± 2,78 min^{-1} (He-O_2) lag.

Arterieller Mitteldruck ($\bar{p}_{art}$) (mmHg) (Abb. 77): Ausgehend von fast identischen Werten (N_2-O_2: 111,5 ± 3,45 mmHg; He-O_2: 114,2 ± 3,68 mmHg) war hier bis zur 8. Stunde eine kontinuierliche Abnahme zu verzeichnen, die im 1. Falle bei 80,0 ± 2,94 mmHg endete unter He-O_2-Beatmung bei 84,3 ± 1,71 mmHg.

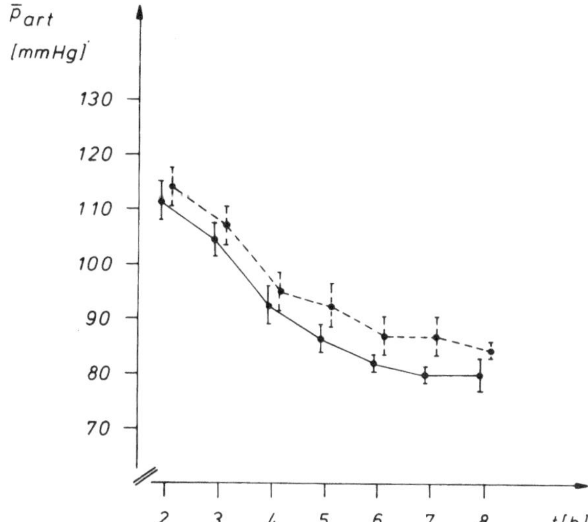

Abb. 77. Arterieller Mitteldruck bei He-O_2- (•---•) und N_2-O_2-Beatmung (•—•) (F_IO_2 = 0,3; n = 12; $\bar{x} \pm s_{\bar{x}}$); Langzeitbeatmung über 6 h

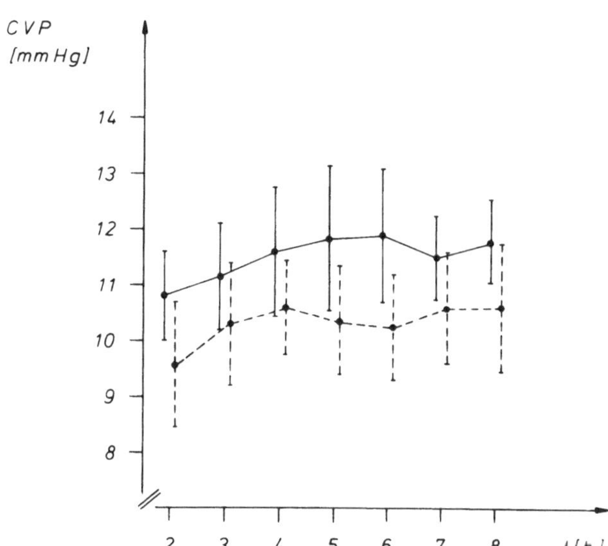

Abb. 78. Zentral-venöser Druck bei He-O_2- (•---•) und N_2-O_2-Beatmung (•—•) (F_IO_2 = 0,3; n = 12; $\bar{x} \pm s_{\bar{x}}$); Langzeitbeatmung über 6 h

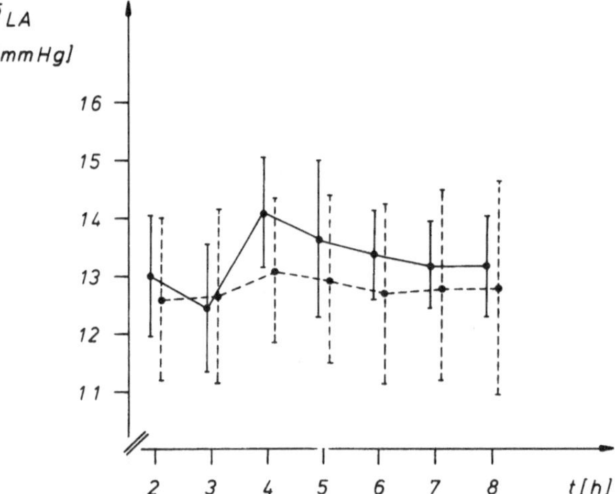

Abb. 79. Linker Vorhofdruck bei He-O_2- (•---•) und N_2-O_2-Beatmung (•—•) (F_IO_2=0,3; n=12; $\bar{x} \pm s_{\bar{x}}$); Langzeitbeatmung über 6 h

Zentral-venöser Druck (CVP) (mmHg) (Abb. 78): Für N_2-O_2-Anwendung lagen alle Werte zwischen 10,8 und 11,8 mmHg, bei He-O_2 zwischen 9,5 und 10,6 mmHg. Es gab keinen Hinweis für eine deutliche Zu- oder Abnahme.

Linker Vorhofdruck ($\bar{p}_{LA}$) (mmHg) (Abb. 79): Der $\bar{p}_{LA}$ lag immer im Bereich der Norm bei beiden Ventilationsarten (12–14 mmHg).

5.5.4 *Urinausscheidung* (ml/h) (Abb. 80)

Die Urinausscheidung war in jeder Phase der Untersuchung unter He-O_2 höher als unter N_2-O_2-Anwendung. Der Ausgangswert für N_2-O_2 lag bei 417,5±47,9 ml/h, im Gegensatz zu 465,0±81,2 ml/h unter He-O_2. Bis zu den

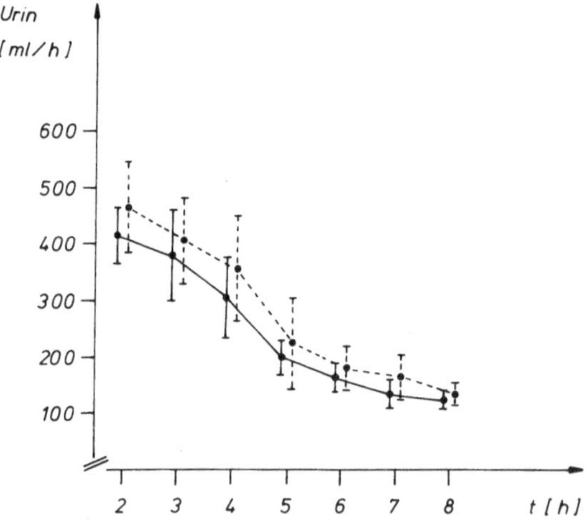

Abb. 80. Urinausscheidung bei He-O_2- (•---•) und N_2-O_2-Beatmung (•—•) (F_IO_2=0,3; n=12; $\bar{x} \pm s_{\bar{x}}$); Langzeitbeatmung über 6 h

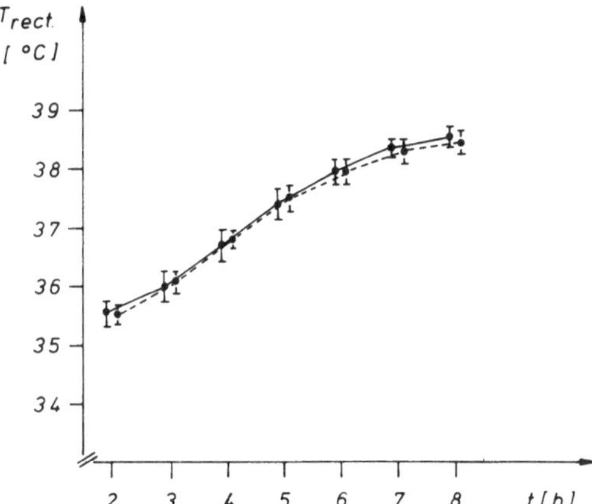

Abb. 81. Rektaltemperatur bei He-O_2- (•---•) und N_2-O_2-Beatmung (•——•) ($F_IO_2=0,3$; $n=12$; $\bar{x}\pm s_{\bar{x}}$); Langzeitbeatmung über 6 h

Endwerten gab es eine kontinuierliche Abnahme, wie sie immer bei kardiochirurgischen Patienten nach einem Eingriff in extrakorporaler Zirkulation (EKK) zu beobachten ist.

5.5.5 *Rektaltemperatur* (T_{rect}) (°C) (Abb. 81)

Beide Patientengruppen wiesen die Zeichen der Unterkühlung nach extrakorporalem Kreislauf (EKK) bzw. Langzeiteingriff auf (N_2-O_2: 35,56±0,211°C; He-O_2: 35,52±0,126°C). Bis zum Ende der Untersuchung war bei beiden Gruppen eine kontinuierliche Erwärmung zu verzeichnen, die bis in Fiebereiche anstieg (N_2-O_2: 38,56±0,163°C; He-O_2: 38,43±0,201°C).

5.6 Kasuistik zur He-O_2-Beatmung mit Hilfe eines geschlossenen Beatmungssystems

Eine 67jährige Patientin erleidet einen Verkehrsunfall und wird mit dem Notarztwagen beatmet in die Klinik gebracht. Das Hauptverletzungsmuster besteht in einer schweren Lungenkontusion links sowie einem stumpfen Bauchtrauma. Bei der Laparotomie findet man eine massive rechtsseitige Leberruptur, die zu einer Leberteilresektion zwingt. Der Blutverlust kann schnell und gut kompensiert werden. Die pulmonalen Veränderungen verlangen, daß die Patientin mit einem inspiratorischen O_2-Gehalt von 40% ($F_IO_2=0,4$) beatmet werden muß. Schon in der Frühphase der Beatmung stellen sich hohe Beatmungsdrücke ein (p_{insp} = Spitzendruck ~ 50 cm H_2O). Kurzzeitig wird der Versuch einer He-O_2-Beatmung unternommen ($F_IO_2=0,4$). Die Folge besteht in einer erheblichen Beatmungsdrucksenkung (p_{insp} ~ 40 cm H_2O). Diese Therapie muß kurzzeitig unterbrochen werden, da man neue Helium-Vorräte benötigt. Nach Weiterführen der He-O_2-Beatmung ($F_IO_2=0,4$; I:E = 1:1; PEEP = 10 cm H_2O; AMV = 17 l/min, AF = 12/min) findet man wieder Inspirationsspitzendrücke, die ~ 12 cm

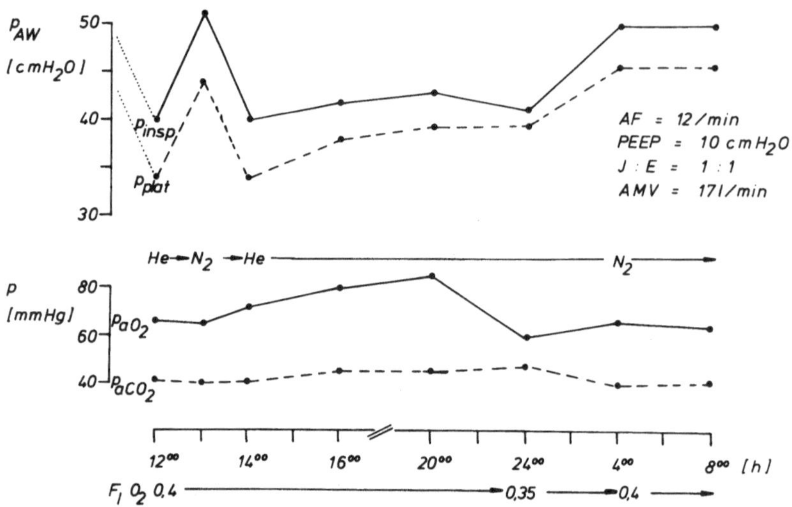

Abb. 82. Beatmung einer polytraumatisierten Patientin mit Leberruptur, Rippenserienfraktur und linksseitiger Lungenkontusion mit abwechselnd Helium bzw. Stickstoff-Sauerstoff-Gemischen (F_IO_2: 0,35 = 0,4); p_{aw} = Atemwegsdruck (cm H_2O); p_{insp} = Inspirationsspitzendruck; p_{plat} = Plateaudruck; p_aO_2 = arterieller Sauerstoffdruck; p_aCO_2 = arterieller Kohlendioxiddruck

H_2O unter vergleichbarer N_2-O_2-Beatmung liegen. Endexspiratorisches CO_2, pCO_2 und pO_2 weisen auf eine suffiziente alveoläre Ventilation und pulmonalen Gasaustausch hin (Abb. 82). Bei einem neuen Versuch, wieder auf N_2-O_2-Gemische überzugehen (mangelnde He-Vorräte!!), sieht man erneut erhöhte Beatmungsdrücke. Im Röntgenbild des Thorax zeigt sich eine zunehmende Verschattung der linken Lunge, die als ARDS (= adult respiratory distress syndrome) gedeutet wird. Eine seitengetrennte Beatmung (DLV = differente Lungen-Ventilation) über einen Dopellumentubus beginnt mit Hilfe von 2 Servo-Ventilatoren. Die kranke Lunge wird primär mit N_2-O_2 beatmet (Kontrollwert für He-O_2!), man geht aber kurz danach zur He-O_2-Beatmung über (F_IO_2 = 0,4; AF = 12; PEEP = 10 cm H_2O; I:E = 1,5:1; AMV 9,5 l/min). pO_2 und pCO_2 der Blutgasanalyse weisen eine alveoläre Normoventilation und einen guten pulmonalen Gasaustausch auf (Abb. 83–85). Der Kreislauf wird mit geringen Dopamindosen (3 µg/kg KG/min: sog. „Nierendosis“) unterstützt.

Trotz aller therapeutischer Maßnahmen stellt sich bei der Patientin ein septisches Krankheitsbild ein, das zu steigenden F_IO_2-Konzentrationen führt. Die seitendifferente Ventilation muß aufgegeben werden, da zu hohe F_IO_2-Anteile im Beatmungsgemisch keine wesentliche Vergünstigung unter He-O_2-Anwendung bringen (Abb. 86). Die Patientin verstirbt unter den Anzeichen einer Sepsis.

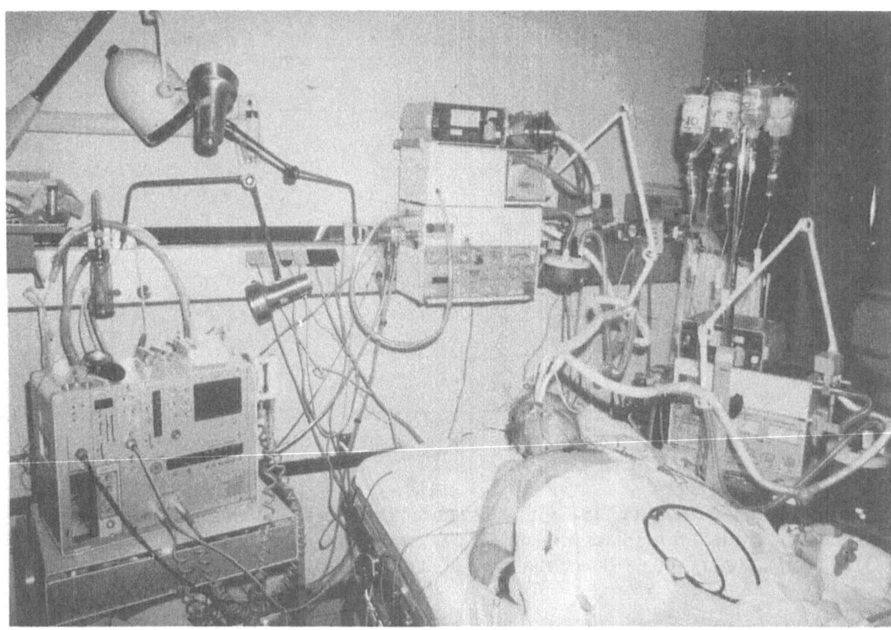

Abb. 83. Differente-Lungen-Ventilation (DLV) mit $He\text{-}O_2$-Gemisch (linke Lunge; $F_IO_2=0{,}4$) mit Hilfe des Servo-Ventilator 900 C und angeschlossenem geschlossenem Beatmungssystem (Prototyp) (Wandbeatmungs-Gerät). Ventilation der rechten Lunge mit $N_2\text{-}O_2$-Gemisch ($F_IO_2=0{,}4$) über Servo-Ventilator 900 B

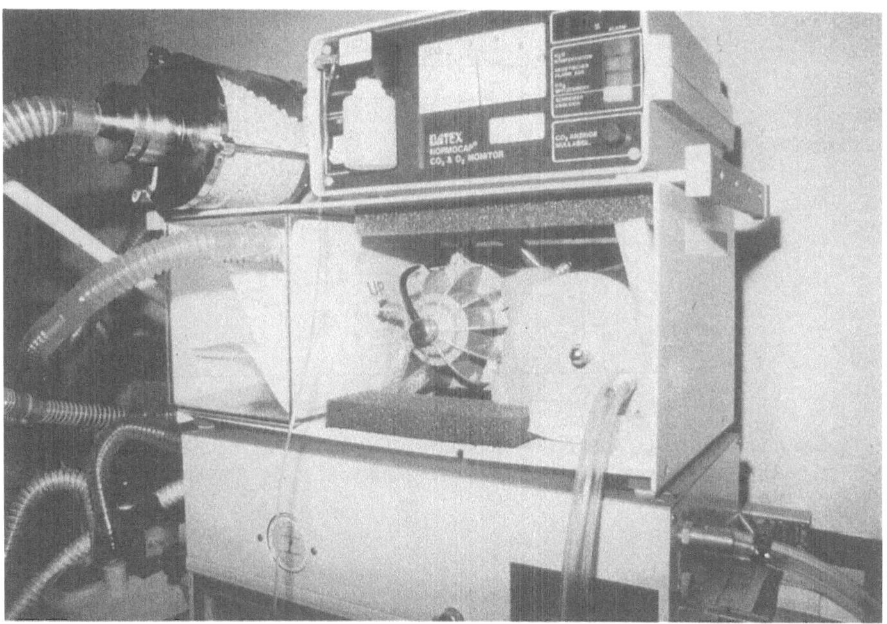

Abb. 84. Geschlossenes System an Servo-Ventilator 900 B angeschlossen; *von links;* CO_2-Absorber, Faltenbalgreservoir für CO_2-freies $He\text{-}O_2$-Gemisch, Kompressor

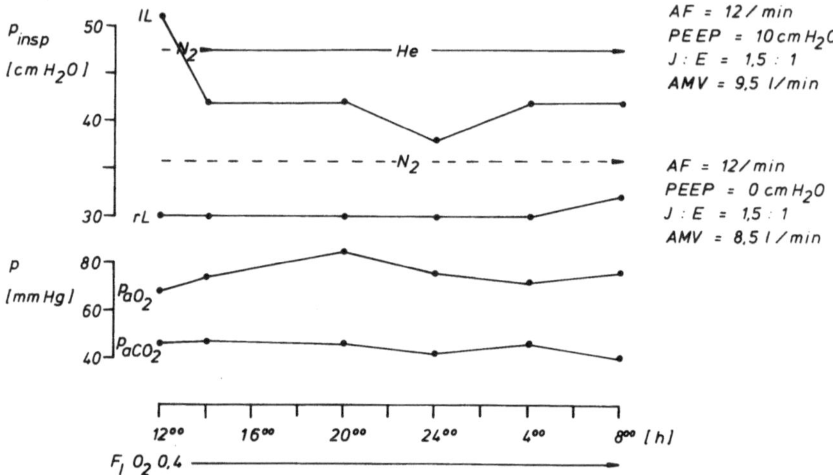

Abb. 85. Beatmungsspitzendruck (p_{insp}) und Blutgasanalyse (pO_2 und pCO_2; mmHg) bei differenter Lungenventilation bei linksseitigem ARDS. Beatmung linke Lunge mit He-O_2-Gemisch ($F_IO_2 = 0,4$); Beatmung rechte Lunge mit N_2-O_2-Gemisch ($F_IO_2 = 0,4$)

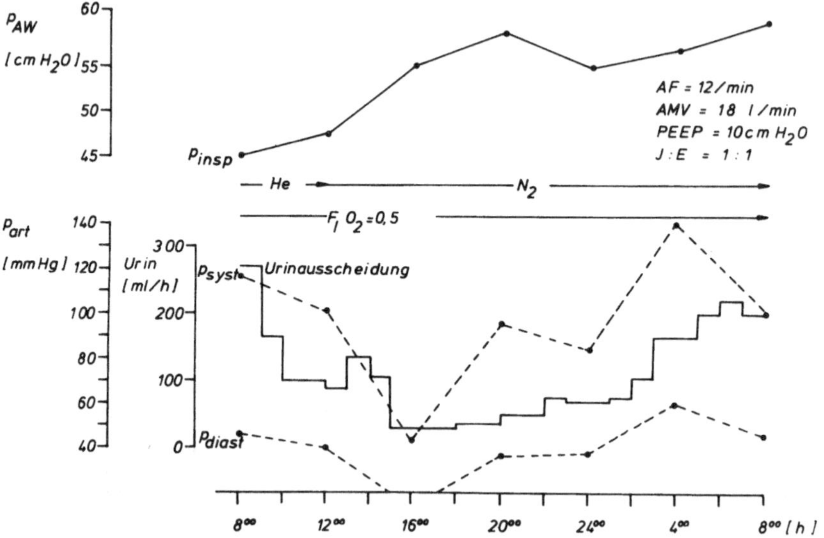

Abb. 86. Beatmung mit He-O_2- und N_2-O_2-Gemischen ($F_IO_2 = 0,4 \rightarrow 0,5$) bei ARDS, Übergang in Sepsis; p_{aw} = Atemwegsdruck; p_{insp} = Inspirationsspitzendruck; p_{art} = arterieller Blutdruck (p_{syst} und p_{diast}); Urinausscheidung (ml/h)

5.7 He-O_2-Gabe unter CPAP-Bedingungen in der Entwöhnungsphase (Abb. 87)

Einem intubierten Patienten wurde in der Entwöhnungsphase wechselweise ein N_2-O_2- bzw. He-O_2-Gemisch ($F_IO_2 = 0{,}4$) unter CPAP-Bedingungen angeboten.

Dabei zeigte sich, daß in der Inspirationsphase ein wesentlich negativerer Druck (−7 cm H_2O) erreicht wurde als bei vergleichbaren N_2-O_2-Gasen ($F_IO_2 = 0{,}4$) (−5 cm H_2O). Weiterhin registrierte man ein geringeres endexspiratorische CO_2 (He-O_2: 4,5%, N_2-O_2: 5,3%). Gemessen wurden diese Größen am Tubusansatz.

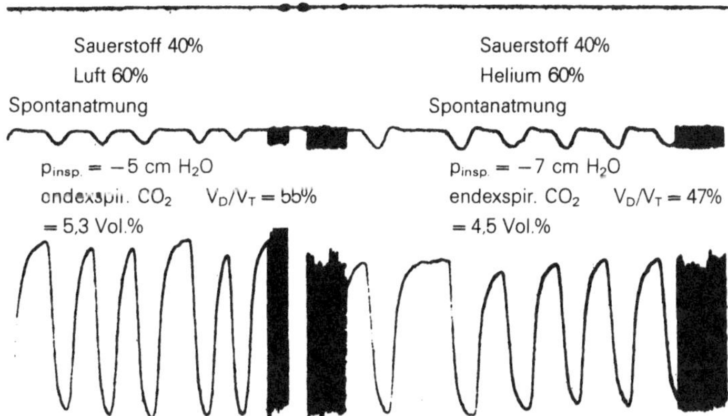

Abb. 87. N_2-O_2-Gabe unter Entwöhnungskriterien vom Respirator – assistierte Spontanatmungsform CPAP – bei vergleichender He-O_2-Gabe ($F_IO_2 = 0{,}4$); Registrierung von maximal erreichtem negativem Inspirationsdruck, endexspiratorischem CO_2 und errechnetem V_D/V_T = Totraumquotient (Originalregistrierung)

Diskussion

Die Beatmung polytraumatisierter Intensiv-Patienten, auch wenn keine Verletzungen der Lungen oder des Thorax vorliegen, ist heute ein allgemein anerkanntes Therapieprinzip, das gleichermaßen auch für Patienten gilt, die sich einem Langzeiteingriff unterziehen müssen [41, 94, 106, 109]. Die Ziele, die man bei der Beatmung erreichen will, kann man wie folgt zusammenfassen:

- Erreichen einer schonenden Atemmechanik [7, 10, 13, 42, 43, 50, 69, 86, 109];
- Physiologische Diffusion und Perfusion an der alveolokapillären Membran [10, 13, 42, 56, 73, 96–98, 109];
- Gesicherter Gasaustausch im Gewebe [13, 56, 106, 109];
- Keine oder nur geringe negative Beeinflussung von Hämodynamik und Herzarbeit [2, 12, 56, 73, 96–98, 109].

Das Ergebnis dieser Ziele sollte die von Benzer postulierte „respiratorische Beatmung" sein [14]. Diese Probleme sind aber nur teilweise gelöst und die Ergebnisse dieser Arbeit dienen dazu, zu beweisen, daß man mit dieser Methode einem bestimmten Patientengut helfen kann (erhöhte Atemwegswiderstände, Verteilungsstörungen). Berücksichtigt man bei der Ventilation Atemmechanik und alveolokapillären Gasaustausch, so wird man feststellen, daß die Mehrzahl der klinischen Untersuchungen das Schwergewicht auf den letztgenannten Punkt legt [9, 14, 35, 41, 102, 106]. Die Extremveränderungen in der hier betroffenen alveolokapillären Strecke bezeichnet man als ARDS (adult respiratory distress syndrome; akutes Atemnot-Syndrom des Erwachsenen) [8, 14, 41, 96].

Die Probleme, die uns die Atemmechanik stellt, können durch immer neue Entwicklungen elektronisch gesteuerter Respiratoren schrittweise gelöst werden [7, 8, 12, 50, 56, 73, 75, 81, 82]. Die Tatsache, daß neue pathophysiologische Erkenntnisse schnell in der Technik umgesetzt werden können, lassen immer neue Postulate in der Beatmung aufkommen [10, 12, 50]. Letzte Entwicklung auf dem Gebiet der Beatmung ist die forcierte Difusions-Ventilation (FDV) oder auch „High frequency positive pressure ventilation" (HFPPV) [7, 52]. Mit deren Hilfe soll die Lunge in Exspirationsstellung „fixiert" werden [7, 52]. Diese Ventilationsform, bei der aufgrund der hohen Atemfrequenz der Flow 0 ist, hat aber auch ihre Begrenzung befunden [7, 52]. Die absolute Indikation für diese Beatmung ist die bronchopleurale Fistel, die zur konservativen Behandlung eine Ruhigstellung des Lungenparenchyms verlangt [7]. Leider ist bei dieser Ventilationsform das Problem der sicheren CO_2-Abgabe und der Befeuchtung noch nicht eindeutig gelöst. Möglicherweise kann die CO_2-Abgabe durch die Verwendung von He gelöst werden, da CO_2 eine 6fach höhere Diffusion in eine He-Atmosphäre besitzt [21]. Ebenfalls kann die Gasdurchmischung und der Gasaustausch im terminalen Bronchialbereich nur näherungsweise erklärt werden, was für alle Beatmungsarten und die Spontanatmung gilt [7, 24]. Man kann es nur annähernd aufgrund objektivierbarer Parameter diskutieren [7, 24]. Letztendlich ist zur HFPPV zu sagen, daß die anfängliche Euphorie erheblich gedämpft wurde und jetzt erst Untersuchungen laufen, die diese Beatmungsform deutlicher charakterisieren und erforschen sollen. Gegenwärtig kann sie die Überdruckbeatmung nicht ersetzen.

Ein weiteres Problem der Beatmung ist eine suffiziente Ventilation bei Patienten mit kritischer Erhöhung der Atemwegswiderstände und inhomogenen Verteilungsstörungen [23, 43]. Der pulmonale Gasaustausch kann in diesen Fällen in Frage gestellt werden, auch wenn die Elektronik der zeitvolumen-gesteuerten Respiration eine optimale Bedarfsadaption hinsichtlich Atemzugvolumina und Inspirationsdrücke zu sichern vermag [23]. Unter diesen Bedingungen nimmt aufgrund der Turbulenzen und des dadurch ansteigenden Widerstandes im Bronchialbaum die alveoläre Ventilation ab [43]. Hier bot es sich an, Atemgase zu verwenden, die trotz hoher Flußgeschwindigkeiten während des Beatmungszyklus ein laminares Strömungsprofil bei der kontrollierten Respiration gewährleisten [23, 53, 70]. Nachdem das Inertgas He bereits früher unter Spontanatmungsbedingungen erprobt wurde, bot sich dieses Gas aufgrund seiner physikalischen und atoxischen Eigenschaften zur Beatmung an [23]. Ein He-O_2-Gemisch, wie von uns benutzt, das im Vergleich zu einem adäquaten N_2-O_2-Gemisch bei nur einem Drittel der Dichte eine höhere Viskosität besitzt, garantiert ein laminares Strömungsprofil [53, 70]. Die Übergang von laminarer in turbulente Strömung ist, abhängig, vom O_2-Anteil, durch eine R_e-Zahl gekennzeichnet, die um ein vielfaches über der des N_2-O_2-Gemisches liegt [53, 70]. Das bedeutet: Je höher die Fließgeschwindigkeit des Gases bei der Beatmung ist, desto eher ist eine Reduktion der Atemwegswiderstände zu erwarten, wenn man ein He-O_2-Gemisch (70%–30%) gegen ein adäquates N_2-O_2-Beatmungsgas austauscht [53, 70].

Im Laufe der Behandlung polytraumatisierter Patienten beobachteten wir bei der Beatmung eine kontinuierliche Zunahme von Resistance, Atemminutenvolumina und Beatmungsdrücke. Der Grund liegt wahrscheinlich in bronchialen und parenchymalen Umbauvorgängen in der Lunge, wie sie von Otto und Müller beschrieben werden (pulmonale Dysplasie) [69, 76]. Bekannt ist, daß hohe Atemwegsdrücke zu Veränderungen im Alveolarbereich führen (Surfactant-Schädigung) und sogar Zerreißungen im Lungenparenchym hervorrufen können [14]. Diese Erkenntnisse führten zu dem Begriff „pulmonales Barotrauma", der primär nur in der Taucherei verwendet wurde. Es entstanden deswegen die Postulate:

- weg vom PEEP,
- weg vom „Inflation hold",
- Möglichkeiten suchen, Beatmungsspitzendrücke zu senken [14].

Trotz dieser Forderungen ist man oft zu einer Beatmungsmethode gezwungen, die als Folge überhöhte Drücke im Bronchial- und Alveolarbereich hervorruft [8]. Sie soll der Eröffnung von Mikroatelektasen, wie man sie bei einer Beatmung sieht, dienen [8, 10, 13, 41, 43, 69, 96, 97, 102, 106, 109]. Ausgehend von den theoretischen Überlegungen, daß ein He-O_2-Gemisch, wie von uns verwendet, trotz hoher Flowgeschwindigkeiten im Bronchialbaum ein laminares Strömungsprofil gewährt, kam der Gedanke auf, dieses Gas zur Beatmung anzuwenden [53]. Aufgrund der physikalischen Eigenschaften des Inert-Gases Helium müßte der bronchiale Strömungswiderstand verringert werden im Gegensatz zu einem N_2-O_2-Gemisch. Eine Folge wäre eine Reduktion des Atemminutenvolumens und der Atemwegsdrücke und käme den Postulaten von Benzer nahe [14]. Insbesondere gilt dies für geschädigte Lungen, bei denen Veränderungen der Atemmechanik und inhomogene Verteilungsstörungen vorliegen. Bevor dieses Gas zur Beatmung eingesetzt wurde, führten wir Experimente mit Hilfe der Starling-Pumpe durch (Abb. 1). Dabei wurden definierte Volumina Helium und Luft bei konstantem Flow über eine Stenose gepreßt. Es zeigten sich die erwarteten Druckreduktionen vor der Stenose. Helium-Sauerstoff (70%–30%)-Gemische wiesen ähnliches Verhalten auf im Vergleich zu einem adäquaten N_2-O_2 (70%–30%)-Gemisch. Anschließend erfolgten Tierversuche (Hundemodell), deren Ergebnisse nicht so eindeutig waren [23]. Trotzdem sah man gerichtete Veränderungen, insbesondere wenn Tubusstenosen und eine medikamentöse Bronchokonstriktion (Acetylcholinvernebelung) herbeigeführt wurden. Schwierigkeiten bereitete in diesen Untersuchungen die Meßmethode, da die Tiere in einem als Ganzkörperplethysmographen verwendeten Glaskasten gelagert werden, der nur äußerst schwierig abzudichten war (Einleiten der Beatmungsschläuche). Diese Ergebnisse ermutigten, trotzdem Untersuchungen am Menschen durchzuführen.

Um die Aussage am Menschen zu präzisieren, wäre ein Patientengut, bestehend aus Asthmatikern, wohl besser geeignet gewesen [53]. In deren Ermangelung wurden die Untersuchungen an Polytraumatisierten durchgeführt. Wie eingangs schon beschrieben, teilten wir in 3 Gruppen ein. Trotz eines Untersuchungszeitraumes von mehreren Jahren gab es nur 4 Patienten für die 2. Untersuchungsgruppe, da im eigenen Krankengut die Rate der Lungen- und Thoraxverletzten deutlich überwiegt. So kann wegen der kleinen Stichprobenzahl ($n = 4$) in der Gruppe 2 für die Interpretation der Werte nur bedingte Gültigkeit erhoben werden. Dies dürfte nicht für die Gruppe 1 zutreffen. Zeigen hier die Inspirationsspitzendrücke (Abb. 7) zu Beginn im Vergleich bei einem endexspiratorischen Druck von 0 cm H_2O einen Unterschied von 20,78%, so ist bis zu PEEP 15 cm H_2O eine Abnahme auf 16,57% zu verzeichnen. Der Grund hierfür ist in dem erhöhten Gasgehalt der vorgedehnten Lunge zu suchen. Deutliche Vorteile auf Seiten des He-O_2-Gemisches sieht man auch im Verhalten des Plateaudruckes (Abb. 8). Wegen der laminaren Strömungsverhältnisse unter He-O_2 (70–30%) kann das Atemminutenvolumen reduziert werden bei gleichem Flowmuster. Außerdem muß man unter Berücksichtigung der Untersuchungen von Herzog und Norlander auch an eine bessere Verteilung denken [42]. Das AMV zeigt initial eine Differenz von 1,75 l/min, die im wesentlichen auch beibehalten wird (Abb. 6). Wegen der zunehmenden FRC bei PEEP-Beatmung nimmt mit steigenden endexspiratorischen Drücken das AMV bei beiden Gemischen ab. Der Kontrollwert wird für die inspiratorische Resistance bei beiden Gasen bis auf geringe Schwankungen kontinuierlich eingehalten (Abb. 9). Die arterielle Blutgasanalyse ist bei beiden Gasgemischen adäquat (Abb. 10). Auffällig ist, daß der p_aO_2-Kontrollwert unter PEEP 0 cm H_2O bei N_2-O_2-Benutzung im Vergleich zu He-O_2 leicht verbessert ist. Mit steigendem PEEP kommt es jedoch zu einer Umkehr dieses Verhältnisses. Begründet ist dies wohl in der Tatsache, daß ein He-O_2-Gemisch zu einer besseren Verteilung führt und in der Lunge mikroatelektatische Bezirke eröffnen kann [42].

Die arterielle Glutgasanalyse zeigte in beiden Fällen immer Normwerte auf und ließ auf einen ausreichenden pulmonalen Gasaustausch schließen. Betrachtet man die Ergebnisse der Hämodynamik in dieser Gruppe, so sind bei arteriellem Mitteldruck (Abb. 12) und Herzfrequenz (Abb. 11) keine wesentlichen Unterschiede zu sehen. Auffallend ist, daß das Herz-Zeitvolumen mit steigendem PEEP unter He-O_2-Beatmung weniger abnimmt als bei N_2-O_2-Anwendung (Abb. 13). Begründet ist dies mit Sicherheit darin, daß Spitzen- und Plateaudruck, die bei He-O_2 günstiger liegen, den venösen Rückfluß zum Herzen geringer beeinflussen. Die Vorlast („preload"), die hierdurch erheblich sinken kann, wird so weniger negativ beeinflußt. Zentral-venöser Druck, p_{-ap} und p_{-cp} (Abb. 14–16) zeigen ausgehend von fast identischen Kontrollwerten eine gleichverlaufende Tendenz bei beiden Gasgemischen. Systemischer und Pulmonaliswiderstand (Abb. 17, 18), die unter zunehmendem PEEP bei beiden Gasgemischen ansteigen, zeigen im Vergleich keine wesentlichen Unterschiede. Berücksichtigt man die Größen, aus denen sie errechnet werden, so waren diese Resultate zu erwarten. Wie schon beim Herzzeitvolumen gesehen, gibt es unter PEEP 10 und 15 cm H_2O beim SV eine deutliche Verbesserung zu Gunsten des He-O_2-Gemisches, was ein erhöhtes Blutangebot im Gewebe erwarten läßt; ein erwünschter Effekt in einer Streßsituation. Gesamtsauerstoffverbrauch und intrapulmonale Rechts-Links-Shunt-Fraktion, deren Kontrollwerte im Vergleich zur Norm bei beiden Gasgemischen stark erhöht sind, nehmen mit steigendem PEEP ab. Die absoluten Größen sind im Vergleich ähnlich (Abb. 20, 21). Die Reduktion der Shunt-Fraktion ist eine Folge des abnehmenden funktionellen Totraumes. Dies bedeutet eine Zunahme der Gasaustauschfläche unter PEEP und führte bei Suter zu der Formulierung des „best PEEP" [97].

Betrachtet man die atemdynamischen Parameter in der Gruppe 2, so stellt man fest, daß hier die Unterschiede im Vergleich wesentlich geringer sind und anders interpretiert werden müssen. Sieht man doch bei den Spitzendrücken (Abb. 23) noch z.T. deutliche Unterschiede während der einzelnen PEEP-Situationen, so kommt es unter inflation hold (Plateaudruck) (Abb. 24) zu geringeren Differenzen. Dies deutet darauf hin, daß Bronchialbaum und Dehnbarkeit des Lungenparenchyms wahrscheinlich nur unwesentlich pathologisch verändert sind, was eine ähnliche Compliance nach sich zieht [76, 103]. Aus dem AMV (Abb. 22) und inspiratorischer Resistance (Abb. 25) läßt sich ableiten, daß die Strömungsverhältnisse der verschiedenen Gase schon bei einer noch unbeeinflußten Lunge deutlich differieren. Auch wenn die Unterschiede in absoluten Zahlen nicht so deutlich sind wie in der Gruppe 1, so sind sie aber doch über die verbesserte Gasströmung unter He-O_2-Belüftung zu erklären [53, 70]. Dies wird zusätzlich durch die adäquate Blutgasanalyse bei beiden Ventilationsformen unterstrichen (Abb. 26). Auffallend ist in einzelnen Fällen (PEEP 0 und 15 cm H_2O) der verbesserte p_aO_2 unter He-O_2, im Gegensatz zu anderen Untersuchungsergebnissen [36]. Betrachtet man die hämodynamischen Ergebnisse dieser

Gruppe (n = 4), so fällt auf, daß die Herzfrequenz unter He-O_2 (Abb. 27) gegenüber N_2-O_2 gering erhöht ist. Insgesamt gesehen sind hier im Gegensatz zu Gruppe 1 bei fast allen Vergleichswerten die absoluten hämodynamischen Größen ähnlich. Deshalb werden nur die im Vergleich wichtigen Unterschiede diskutiert. Auffallend ist nur das bei PEEP 15 cm H_2O erhöhte HZV unter He-O_2, dessen Erklärung im verminderten intrathorakalen Mitteldruck gesehen werden kann. Die Interpretation dieser Werte besitzt aufgrund der kleinen Anzahl der Gruppe (n = 4) nur eine bedingte Aussagefähigkeit. Der Gruppe 3 (n = 6) gehören Patienten an, bei denen es nach ausgedehnten abdominalchirurgischen Eingriffen zu Komplikationen gekommen war, die einen Zweiteingriff erforderlich machten. In diesen Fällen ist eine postoperative Beatmung gewöhnlich obligat. Hier sieht man beim Vergleich des p_{max} (Abb. 39) deutliche Vorteile zugunsten des He-O_2-Gases in allen PEEP-Situationen. Ähnliches kann über die inspiratorische Resistance gesagt werden (Abb. 41) und bei PEEP 0 und 5 cm H_2O zum AMV (Abb. 38). Interessant sind die ähnlichen Werte des p_{plat} (Abb. 40) unter PEEP 0 und 5 cm H_2O im Gegensatz zu der Differenz bei den beiden folgenden PEEP-Manövern. Möglicherweise kommt es hier unter He-O_2, trotz Vordehnung des Lungenparenchyms, zu einer weiteren Eröffnung von Alveolarbezirken unter He-O_2 und damit zu einer besseren Verteilung, die diese Druckdifferenz nach sich zieht. Eine bessere Verteilung dieses Inert-Gases (He-O_2) unter Spontanatmung im Vergleich zu Luft wurde schon von Herzog und Norlander beschrieben [42]. Da die Atemvolumina im Vergleich (Gruppe 3) zwischen 0,8–1,3 l/min differieren, kommt es zu einer mittleren Abnahme von p_{max} zwischen 15 und 16% (Abb. 39). Ähnliche prozentuale Unterschiede lassen sich bei der inspiratorischen Resistance sichern (Abb. 41). Interpretierbar sind diese Werte wahrscheinlich nur über die unterschiedlichen Strömungseigenschaften [53, 70]. Die Blutgasanalyse zeigt bei diesem Patientengut während der verschiedenen PEEP-Manöver kontinuierlich ähnliche Größen bei beiden Gasgemischen (Abb. 42). Hämodynamisch wichtige Unterschiede, die auf ein besseres Blutangebot in der Peripherie schließen lassen, sieht man, ähnlich wie bei den Gruppen 1 und 2, unter einem PEEP von 15 cm H_2O. Die Differenz beträgt absolut im Vergleich 1,36 l/min (Abb. 45). Dieser Effekt läßt sich nicht allein über die gering erhöhte Herzfrequenz in dieser Situation erklären, sondern ebenfalls durch die verringerten intrathorakalen Drücke während des Beatmungszyklus mit He-O_2. Dadurch ist der venöse Rückfluß erhöht, der zu einer Zunahme der Vorlast führt [109]. Da die übrigen hämodynamischen Resultate im Vergleich zwischen den Gruppen keine wesentlichen Differenzen bieten, kann auf ihre weitere Interpretation verzichtet werden.

Der Kontrollwert des AMV mußte während der Verlaufsbeobachtungen kontinuierlich erhöht werden, um eine ausreichende alveoläre Ventilation zu gewährleisten. Dies lag wahrscheinlich an Umbauvorgängen des Parenchyms, wie sie von Otto und Müller beschrieben werden [69, 76]. Dennoch war hier unter He-O_2 gegenüber N_2-O_2 in allen Fällen eine Reduktion des AMV zu verzeichnen bei adäquater alveolärer Ventilation, wie beweisend aus den Blutgasanalysen zu entnehmen ist Abb. 54, 58). Eine statistische Absicherung dieser Resultate gab es in allen Fällen. Daß der Atemwegswiderstand im Bronchialbaum erhöht war, zeigt sich in der zeitweise doch erheblichen Differenz bei p_{max} (Abb. 55). Beweisend anführen kann man zusätzlich die R_{insp} (Abb. 57). Der Kontrollwert dieser Größe liegt bei N_2-O_2 zwar immer im gleichen Bereich (13–14,7 cm H_2O/l/s), ist aber vergleichend mit He-O_2 (10–11,5 cm H_2O/l/s) absolut größer. Mit steigendem PEEP nimmt die R_{insp} bei beiden Gasen jeweils ab, was als Folge des vorgedehnten Bronchialbaumes und Lungenparenchyms anzusehen ist.

Die erfaßten hämodynamischen Größen zeigen, ähnlich wie bei den Einzelbeobachtungen am Aufnahmetag, chrakteristische Unterschiede. Gibt es bei der HF während der ersten beiden Tage geringe Vorteile zugunsten des N_2-O_2-Gemisches unter allen PEEP-Situationen, so sind während der letzten Tage die zu vergleichenden Ergebnisse fast identisch (Abb. 59). Zusätzlich ist zu bemerken, daß das Herzzeitvolumen gerade während dieser letzten beiden Beobachtungstage unter He-O_2 deutliche Vorteile gegenüber N_2-O_2 hat, und zwar bei fast allen PEEP-Manövern (Abb. 60). Da die Herzfrequenz bei Verwendung beider Gase ähnlich ist, muß man eben den geringeren intrathorakalen Drücken, die zum verbesserten venösen Rückfluß führen, den geringeren peripheren Widerstand zusätzlich als beweisend mit anführen. Die unterschiedlichen Ergebnisse im SV sind ähnlich zu deuten. Alle anderen im Vergleich aufgeführten hämodynamischen Werte zeigen ähnliche Resultate und werden deswegen nicht weiter kommentiert.

Die Langzeitbeatmung von Koronarpatienten mit He-O_2 (70–30%) (n = 12) und N_2-O_2 (70–30%) (n = 12) sollte den Beweis erbringen, daß aufgrund der verbesserten Strömungsverhältnisse eines He-O_2-Gemisches eine kontinuierliche Verbesserung der atemmechanischen Parameter zu verzeichnen ist. Die arterielle Blutgasanalyse bewies, daß die alveoläre Ventilation ausreichend war (Abb. 75). Das AMV zeigte im Vergleich beim Kontrollwert eine Differenz von 1,19 l/min (Abb. 70). Unter beiden Gasgemischen ist bis zur 4. postoperativen Stunde eine Zunahme zu verzeichnen bei fast gleichbleibendem Unterschied (1,3 l/min). Einen ähnlichen Verlauf sieht man auch beim Vergleich der Spitzen- und Plateaudrücke (Abb. 71, 72). Dieser Vorgang ist anschließend rückläufig. Begründet ist dies wahrscheinlich dadurch, daß ein interstitielles Lungenödem, das bei extrakorporaler Zirkulation und Hämodilution entstehen kann und zu einer Volumenzunahme des Lungenparenchyms führt (Einengung der Atemwege!), wieder ausgeschwemmt wird.

Während beim Beatmungsspitzendruck ein kontinuierlicher Unterschied von 6–7 cm H_2O bei Verwendung beider Gase gesehen wird, sieht man beim Plateaudruck eine Differenz von 4–5 cm H_2O. Außer Frage dürfte stehen, daß es hierdurch zu einer geringeren Belastung der Alveole kommt, beweisend durch die Untersuchungen von Benzer und Baum [14]. Liegen die Unterschiede bei der inspiratorischen Resistance im Vergleich zwischen 4–4,5 cm H_2O/l/s, so steigt diese Differenz bei der exspiratorischen Resistance erheblich an (9–10 cm H_2O/l/s) (Abb. 73, 74). Die Begründung für diesen Unterschied ist wieder im laminaren Strömungsprofil des He-O_2-Gemisches zu suchen. Da zu Beginn der Exspirationsphase der Bronchialbaum weit aufgedehnt ist, hat man unter He-O_2 eine größere Zunahme des exspiratorischen Flow. Die arterielle Blutgasanalyse zeigt kontinuierlich eine Normoventilation. Der p_aO_2 ist unter He-O_2 gegenüber N_2-O_2 wesentlich verbessert (7–14 mmHg). Es müßte eine höhere Diffusion vorliegen, was aber im Gegensatz zu anderen Untersuchungen steht [36]. Arterieller pH, pCO_2 und der BE bewegen sich kontinuierlich im Normbereich, es gibt im Vergleich der Gruppen keine gravierenden Unterschiede (Abb. 75). Die hämodynamischen Größen erfaßten nur das Routine-Monitoring. Auffallend ist, daß die Herzfrequenz unter $He\text{-}O_2$ gegenüber $N_2\text{-}O_2$ 5–7 Schläge/min reduziert ist. Da weitere Größen (HZV, TPR) fehlen, kann dieser Wert nicht näher interpretiert werden. LA, CVP und arterieller Mitteldruck sind im Vergleich identisch (Abb. 77–79). Eine erhöhte Urinausscheidung, die man bei Tauchern unter $He\text{-}O_2$-Atmung gesehen hatte, ist auch hier zu verzeichnen [77]. Alle Patienten zeigten Zeichen der Unterkühlung ($N_2\text{-}O_2$: 35,56 °C; $He\text{-}O_2$: 35,52 °C), wie sie üblicherweise nach einem Langzeiteingriff gesehen werden. Obwohl He zu einer verstärkten Auskühlung aufgrund seiner verbesserten Wärmeleitfähigkeit gegenüber N_2 führt, ist die Erwärmungsphase identisch.

Die wesentliche Interpretation aller dieser Ergebnisse, die an einem unterschiedlichen Patientengut gewonnen wurden, ist wohl in den verschiedenen Strömungsverhältnissen enthalten [53, 70]. Sucht man eine Veränderung des Totraumquotienten V_D/V_T, so findet man unter Berücksichtigung der Beziehung, die zur Errechnung dieser Größe bei den verwandten Geräten dient, keinen Unterschied. Ishikawa und Segal fanden bei ihren Untersuchungen in Spontanatmung ähnliches [47]. Es wurde auch aus diesem Grunde auf die grundsätzliche weitere Aufführung dieser Größe verzichtet, nachdem man dies erkannt hatte. Die Vermutung, daß es zu einer Besserung der Compliance kommen könnte, bestätigte sich ebenfalls nicht. Die Vermutung, daß durch das veränderte Flowmuster bei $He\text{-}O_2$, ähnlich wie bei der IRV, eine größere Anzahl an Alveolen eröffnet wird, kann nicht bestätigt werden, weil die Shunt-Verhältnisse Q_s/Q_t ähnlich sind.

Eine weitere Möglichkeit besteht in der Interpretation der Werte (AMV, p_{max}, p_{plat} und R_{insp}), bezogen auf die Strömungsverhältnisse in der bronchiolären Endstrecke vor der Alveole. Engel et al. vermuten, daß die Durchmischung der Gase präalveolär durch die Herzaktion (Cardiogenic mixing) hervorgerufen wird [24]. Diese quasistatische Durchmischung käme einer Erklärung der forcierten Diffusions-Ventilation sehr nahe [7]. Berücksichtigt man aber, daß bei Lungengesunden in bezug auf Atemvolumen, p_{max}, p_{plat} und R_{insp} Unterschiede zugunsten eines $He\text{-}O_2$-Gemisches bei Atmung und Beatmung auftreten, so muß man vermuten, daß in diesem Bereich trotzdem noch eine Strömung herrscht [53, 70]. Dies gilt, auch wenn die R_e-Zahlen unterkritisch sind [53, 70].

Die wohl eindeutige Überlegenheit eines $He\text{-}O_2$-Gemisches – auch bei einem $F_IO_2 = 0{,}4$ – zeigen die Ergebnisse der Kasuistik. Jeder Bronchialzulauf eines Doppel-Lumen-Tubus ist erheblich enger als ein üblicher Tubus. Hier kommt es bei $He\text{-}O_2$-Belüftung zu einer Reduktion der Beatmungsdrücke von 20–25% im Vergleich zu $N_2\text{-}O_2$-Benutzung. Es zeigt auf, daß man insbesondere dort Vorteile zieht, wo es in den zuführenden Atemwegen „eng" wird. Immer, wenn man gezwungen war, aus Gründen mangelnder Helium-Vorräte das Beatmungsgemisch zu ändern, traten stark erhöhte Beatmungsdrücke auf (Abb. 83). Es sei hier noch einmal darauf hingewiesen, daß der O_2-Mischer des Servo-Ventilators bei He-Benutzung immer geeicht werden muß. Dies ist sehr einfach durchzuführen: Der O_2-Anteil im Mischer wird so lange korrigiert, bis der inspiratorische O_2-Sensor den beabsichtigten O_2-Anteil anzeigt. Das Meßprinzip des Servo-Ventilators erlaubt hier kein beliebiges Austauschen von Gasen!! Zusätzlich muß bei Verwendung eines geschlossenen Systems das nach CO_2-Absorption exspiratorisch erhaltene Gas mit Hilfe eines Kompressors wieder unter Druck gesetzt werden (Abb. 84). Bei Verwendung eines UV1-Beatmungsgerätes („bag-in-bottle-Prinzip") ist dies nicht nötig. Auf eine weitere Erklärung dieser Methoden kann verzichtet werden.

Eine weitere interessante Aussage liefert die mir freundlicherweise zur Verfügung gestellte Graphik von Prof. Kaminski (Abb. 87). Die unter He-O_2-Benutzung erreichten negativen Drücke in der Inspiration weisen auf eine günstige Beeinflussung der Atemarbeit hin, was letztlich zur Normoventilation führt (endexspiratorisches CO_2: 4,5%). Technisch müßte man hier ebenfalls eine Möglichkeit schaffen, das ausgeatmete Gas wieder unter Absorption des CO_2 in den Inspirationsschenkel einzumischen. Sicherlich könnte man mit dieser Methode Problempatienten in der Entwöhnungsphase die Atemarbeit erheblich reduzieren.

Die eigenen Untersuchungen lassen zusammenfassend die folgenden Schlüsse zu:

- Bei polytraumatisierten Patienten, bei denen im Verletzungsmuster auch eine Thoraxverletzung mit eingeschlossen ist (Rippenserienfraktur, Hämatothorax, Aspiration, Pneumothorax etc.) kommt es frühzeitig zu atemmechanischen Störungen im Sinne einr obstruktiven Ventilationsstörung. Dies zeigt sich während der Beatmung an einer hohen inspiratorischen Resistance und in deren Folge erhöhten Beatmungsdrücken, um eine sichere alveoläre Ventilation zu erreichen. Ersetzt man den Stickstoff (70%) im Beatmungsgerät durch Helium (70%), so kommt es zu einer deutlichen Verbesserung der Atemmechanik bei adäquaten pulmonalem Gasaustausch, der blutgasanalytisch belegt werden kann (Gruppe 1).
- Polytraumatisierte Patienten ohne Verletzungen des Thorax, bei denen aber aufgrund des heutigen Wissensstandes über die Erkrankung „Polytrauma" eine temporäre Beatmung indiziert ist, zeigen geringere Unterschiede auf zugunsten eines He-O_2-Gemisches im Vergleich zu N_2-O_2-Gemischen. Dies weist darauf hin, daß es zu keinen Veränderungen im Bronchialbaum gekommen ist (Gruppe 2).
- Patienten, bei denen aufgrund chirurgischer Komplikationen Zweiteingriffe erforderlich waren (Gruppe 3), benötigten ein ähnliches Beatmungsmuster wie die Patienten der Gruppe 1. Hier dürften aber Veränderungen des Lungenparenchyms verantwortlich sein, die zu einer Einengung der Atemwege führen („interstitielles Ödem"). Diese Parenchymveränderungen setzen gleichzeitig die Dehnbarkeit (Compliance) der Lunge herab, was negative atemmechanische Konsequenzen (erschwertes Eröffnen der kleinen Atemwege) und eine gestörte Diffusion (verlängerte alveolokapilläre Strecke) nach sich zieht.
  Die Benutzung von He-O_2-Gemischen wirkt sich auch hier günstig aus, weil neben dem laminaren Strömungsprofil im Brochialbaum auch eine bessere Verteilung zu erwarten ist [42].

- Die atemmechanischen Verbesserungen durch He-O_2-Gemische, die im Kurzzeitversuch gesehen wurden, konnten auch während Verlaufsbeobachtungen und unter Langzeitbeatmung (Koronarpatientengruppe) gesichert werden.
- Bei Verwendung eines geschlossenen Beatmungssystems kann das ausgeatmete Gas unter Absorption des CO_2 wiederverwendet werden.
- Beatmet man einen Patienten über Doppel-Lumen-Tubus, so sinken die Beatmungsdrücke unter He-O_2-Beatmung deutlich im Vergleich zu N_2-O_2-Beatmung.
- Die Entwöhnungsphase bei Patienten mit stark beeinflußter Atemmechanik ließ sich durch eine He-O_2 günstig beeinflussen. Es kommt zu einer erheblichen Einschränkung der Atemarbeit.
- Die unter He-O_2-Beatmung geringeren intrathorakalen Drücke führten offenbar zu einer weniger ausgeprägten Reduktion des venösen Rückflusses zum Herzen und dadurch zu einem kleineren Abfall des HZV bei höheren PEEP-Formen (10 und 15 cm H_2O).

Für die Zukunft kann folgendes gesagt werden:

- Der Wert dieser Beatmungsform kann noch näher präzisiert werden, wenn Asthmatiker oder Neugeborene mit hohen Atemwegswiderständen mit einem He-O_2-Gemisch beatmet werden [23, 35]. Ein Einsatz im HNO-Bereich (enge Tuben!) wäre denkbar.
- Die inadäquate Verteilung der Atemgase in Lungengebieten mit erhöhtem bronchialen Widerstand könnte positiv beeinflußt werden [23, 42, 46].
- Bedingt durch einen 6fach verbesserten Diffusionskoeffizienten von CO_2 in Helium könnte das Problem der CO_2-Elimination bei der FDV untersucht werden [21].
- Die Kosten für eine He-O_2-Beatmung im offenen System sind relativ hoch. Mit Hilfe des geschlossenen Systems können die Kosten erheblich gesenkt werden.
- Bei Problemfällen, bei denen die Entwöhnung vom Beatmungsgerät erschwert ist und manchmal unmöglich erscheint, könnte der Versuch unternommen werden, unter CPAP-(=continuous positive airway pressure) oder Spontanatmungsbedingungen He-O_2-Gemische anzubieten. Technisch müßte auch hier das Problem der Gasrückgewinnung gelöst werden.

Zusammenfassung

Es ist bekannt, daß mit Hilfe von $He\text{-}O_2$ eine Reduktion der bronchialen Strömungswiderstände und der Atemarbeit erzielt werden kann. In der vorliegenden Arbeit wird das Verhalten dynamischer Atemparameter und der Hämodynamik bei der Beatmung durch ein $He\text{-}O_2$-Gemisch (70%–30%) im Vergleich zu einem $N_2\text{-}O_2$-Gemisch (70%–30%) an polytraumatisierten Patienten untersucht (n = 23). Es zeigte sich, daß bei Patienten mit Verletzungen der Lungen oder des Thorax unter $He\text{-}O_2$ das Atemvolumen, p_{max}, p_{plat} und R_{insp} 15–20% niedriger lagen. Diese Unterschiede galten für alle PEEP-Situationen (0, 15, 10, 15 cm H_2O). Die alveoläre Ventilation, gemessen durch das endexspiratorische CO_2 und das arterielle pCO_2, war bei beiden Gasgemischen trotz unterschiedlicher Atemvolumina ähnlich und im Normbereich. Alle Patienten waren normoxisch. Diese Ergebnisse zugunsten des $He\text{-}O_2$-Gemisches lassen sich durch das laminare Strömungsprofil dieses Gases erklären. Im Einzelfall, bei stark erhöhten Atemvolumina, waren die beschriebenen Unterschiede noch größer. Wegen der geringen Stichprobenzahl der Patienten ohne Verletzungen der Lungen oder des Thorax konnte der erwartungsgemäß geringere Unterschied nicht statistisch abgesichert werden. Bei Patienten mit pulmonaler Dysfunktion waren die atemmechanischen Unterschiede im Vergleich ähnlich wie bei Gruppe 1 (15–20%). Die niedrigeren intrathorakalen Drücke während des Inspirationszyklus unter $He\text{-}O_2$ führten zu einer weniger starken Drosselung des venösen Rückflusses zum Herzen, insbesondere bei hohen PEEP-Situationen. Dies führte bei allen 3 Gruppen zu einem geringeren Abfall des HZV. Bei Verlaufsbeobachtungen über mehrere Tage sah man eine kontinuierliche Zunahme der Atemvolumina, Inspirationsdrücke und Atemwegswiderstände aufgrund zunehmender Obstruktion. Unter $He\text{-}O_2$-Beatmung konnten gleiche Änderungen, jedoch auf einem wesentlich niedrigeren Niveau, beobachtet werden. Diese Ergebnisse wurden unter kontinuierlicher $He\text{-}O_2$-Beatmung von Koronarpatienten (n = 12) nach aortokoronarem Bypass gesichert. Neue Forderungen nach Reduktion der Atemwegsdrücke zur Vermeidung eines pulmonalen Barotraumas berechtigen diese Untersuchungen.

Bei der seitengetrennten Ventilation (DLV) kommt es unter $He\text{-}O_2$-Beatmung zu einer deutlichen Abnahme der Beatmungsdrücke. Je enger die Atemwege, desto höher ist der Verbesserungsgrad im Vergleich zu einer $N_2\text{-}O_2$-Anwendung. Die Entwöhnungsphase mit Hilfe von assistierenden Beatmungsmethoden kann durch Inertgase günstig beeinflußt werden, da die Atemarbeit abnimmt.

Diese Ergebnisse lassen die Probleme der künstlichen Beatmung, insbesondere bei Patienten mit erhöhten Atemwegswiderständen, unter einem neuen Aspekt erscheinen.

Tabellen

Tabelle 1. Beatmung von polytraumatisierten Patienten *mit* Lungen- oder Thoraxbeteiligung bis zum Einstellen eines Gleichgewichtes mit unterschiedlichen Gasgemischen (N_2-O_2; He-O_2; $F_IO_2 = 0{,}3$) und verschiedenen PEEP-Bedingungen; Beatmungsparameter und Blutgasanalysen (arteriell a und gemischt-venös v) am Aufnahmetag (n = 19), (Abb. 6–10)

PEEP (cm H_2O)	0		5		10		15	
Gasgemisch	N_2-O_2	He-O_2	N_2-O_2	He-O_2	N_2-O_2	He-O_2	N_2-O_2	He-O_2
p_{max} (cm H_2O)	23,78 ± 1,61	19,00 ± 0,96 ***	27,70 ± 1,50	22,00 ± 0,86 ***	30,40 ± 2,13	26,30 ± 0,94 ***	36,80 ± 1,76	30,70 ± 1,10 ***
p_{plat} (cm H_2O)	15,30 ± 0,93	13,70 ± 0,62	19,00 ± 0,94	17,00 ± 0,54 ***	23,40 ± 1,07	20,50 ± 0,70 ***	28,70 ± 1,25	25,89 ± 0,87 ***
Eff. Min. Vol. (l/min)	10,25 ± 0,79	8,50 ± 0,49 ***	10,10 ± 0,81	8,40 ± 0,50 ***	9,81 ± 0,80	8,21 ± 0,53 ***	9,55 ± 0,81	7,90 ± 0,53 ***
$R_{insp.}$ (cm H_2O/l/sec)	13,50 ± 0,57	10,89 ± 0,61 ***	13,50 ± 0,46	10,40 ± 0,50 ***	13,30 ± 0,53	10,40 ± 0,41 ***	13,00 ± 0,58	10,50 ± 0,46 ***
pH (a)	7,42 ± 0,01	7,42 ± 0,01	7,43 ± 0,01	7,42 ± 0,01	7,43 ± 0,015	7,41 ± 0,016 *	7,43 ± 0,01	7,41 ± 0,01 *
pCO_2 (a; mmHg)	35,70 ± 0,77	36,60 ± 1,21	34,60 ± 1,04	35,80 ± 1,19	33,60 ± 1,14	35,20 ± 1,31 *	33,30 ± 1,29	36,50 ± 1,02 *
pO_2 (a; mmHg)	83,30 ± 6,20	81,50 ± 6,45	86,00 ± 6,29	86,50 ± 6,89	91,30 ± 6,37	92,70 ± 9,74	89,80 ± 5,78	92,10 ± 7,71
BE (a; mval/l)	0,32 ± 1,22	-0,18 ± 1,01	0,27 ± 0,96	0,15 ± 1,00	-0,51 ± 0,22	-0,68 ± 1,00	-0,36 ± 1,00	0,66 ± 1,04
pH (v)	7,39 ± 0,01	7,38 ± 0,01	7,40 ± 0,01	7,38 ± 0,01 *	7,40 ± 0,01	7,40 ± 0,01 *	7,39 ± 0,01	7,38 ± 0,01 *
pCO_2 (v; mmHg)	39,30 ± 1,34	31,10 ± 1,33	38,00 ± 1,27	41,20 ± 1,36 ***	38,30 ± 1,26	41,70 ± 1,29	39,00 ± 1,26	41,00 ± 1,37 ***
pO_2 (v; mmHg)	35,50 ± 1,47	35,20 ± 1,42 *	35,90 ± 1,75	35,80 ± 1,51	33,30 ± 1,33	33,60 ± 1,44	31,00 ± 1,25	34,60 ± 1,86
BE (v; mval/l)	-0,04 ± 1,31	-0,72 ± 1,03	-0,29 ± 1,15	-0,04 ± 1,06	-0,21 ± 1,04	-0,21 ± 1,09	-0,42 ± 1,16	-0,22 ± 1,16

* $p < 0{,}05$ ** $p < 0{,}01$ *** $p < 0{,}005$

Tabelle 2. Beatmung von polytraumatisierten Patienten *ohne* Lungen- oder Thoraxbeteiligung bis zum Einstellen eines Gleichgewichtes mit unterschiedlichen Gasgemischen (N_2-O_2; He-O_2; $F_IO_2 = 0{,}3$) und verschiedenen PEEP-Bedingungen; Beatmungsparameter und Blutgasanalysen (arteriell a und gemischt-venös v) am Aufnahmetag (n = 4), (Abb. 22–26)

PEEP (cm H_2O)	0		5		10		15	
Gasgemisch	N_2-O_2	He-O_2	N_2-O_2	He-O_2	N_2-O_2	He-O_2	N_2-O_2	He-O_2
Pmax (cm H_2O)	20,50 ± 3,32	17,50 ± 2,46	24,75 ± 3,14	20,25 ± 2,19	28,25 ± 3,87	27,75 ± 1,84	34,75 ± 3,43	29,75 ± 2,19
Pplat (cm H_2O)	11,25 ± 2,01	12,00 ± 4,24	15,25 ± 1,91	13,25 ± 1,63 ***	19,50 ± 2,70	18,50 ± 1,14	26,00 ± 2,50	24,25 ± 1,63
Eff. Min. Vol. (l/min)	9,92 ± 0,81	8,70 ± 0,80	9,62 ± 1,02	8,47 ± 0,70	9,275 ± 1,09	8,125 ± 0,93	9,10 ± 1,27	7,70 ± 1,06
R_{insp} (cm H_2O/l/sec)	15,25 ± 1,24	12,75 ± 1,51	14,00 ± 0,70	12,00 ± 0,70	13,75 ± 0,41	11,50 ± 0,55 ***	13,00 ± 0,50	10,50 ± 0,25 ***
pH (a)	7,42 ± 0,005	7,42 ± 0,005	7,41 ± 0,006	7,41 ± 0,006	7,41 ± 0,01	7,42 ± 0,01	7,44 ± 0,01	7,42 ± 0,01
pCO_2 (a; mmHg)	36,10 ± 1,23	37,30 ± 0,93	37,70 ± 1,88	37,60 ± 0,95	37,50 ± 2,24	38,30 ± 1,22	38,90 ± 2,70	37,50 ± 1,37
pO_2 (a; mmHg)	90,60 ± 17,50	101,70 ± 14,30	82,00 ± 11,90	84,50 ± 7,70	84,70 ± 11,30	86,20 ± 8,50	83,40 ± 10,90	92,50 ± 4,74
BE (a; mval/l)	0,52 ± 0,66	0,32 ± 0,85	0,70 ± 0,58	0,87 ± 0,84	0,22 ± 0,32	1,40 ± 0,97	0,90 ± 0,46	0,87 ± 0,92
pH (v)	7,39 ± 0,008	7,39 ± 0,009	7,39 ± 0,004	7,39 ± 0,01	7,38 ± 0,009	7,39 ± 0,01	7,38 ± 0,01	7,39 ± 0,01
pCO_2 (v; mmHg)	39,50 ± 1,29	41,90 ± 1,41	41,20 ± 1,94	40,70 ± 1,40	41,80 ± 2,27	41,00 ± 1,89	42,80 ± 2,76	40,30 ± 2,85
pO_2 (v; mmHg)	42,70 ± 2,48	43,70 ± 0,94	42,10 ± 1,93	43,10 ± 0,96	42,30 ± 1,75	41,90 ± 1,11	40,70 ± 1,96	40,30 ± 1,56
BE (v; mval/l)	0,60 ± 0,76	1,15 ± 0,88	0,78 ± 0,72	0,92 ± 0,83	0,80 ± 0,45	0,82 ± 0,84	0,75 ± 0,57	0,70 ± 1,07

* $p < 0{,}05$ ** $p < 0{,}01$ *** $p < 0{,}005$

Tabelle 3. Beatmung von Patienten mit pulmonaler Dysfunktion bis zum Einstellen eines Gleichgewichtes mit unterschiedlichen Gasgemischen (N_2-O_2; He-O_2; $F_IO_2 = 0{,}3$) und verschiedenen PEEP-Bedingungen; Beatmungsparameter und Blutgasanalysen (arteriell a und gemischt-venös v) (n = 6), (Abb. 38–42)

PEEP (cm H_2O)	0		5		10		15	
Gasgemisch	N_2-O_2	He-O_2	N_2-O_2	He-O_2	N_2-O_2	He-O_2	N_2-O_2	He-O_2
P_{max} (cm H_2O)	31,60 ± 3,60	25,60 ± 2,63 ***	34,00 ± 3,61	28,60 ± 2,38 **	38,10 ± 3,72	31,30 ± 2,56 ***	44,10 ± 3,89	37,00 ± 2,57 ***
P_{plat} (cm H_2O)	18,60 ± 2,18	18,50 ± 2,19	22,00 ± 2,32	21,50 ± 1,61	27,00 ± 2,56	24,60 ± 1,78	33,00 ± 2,65	29,60 ± 1,86 *
Eff. Min. Vol. (l/min)	12,10 ± 1,08	10,80 ± 0,95 ***	11,90 ± 1,23	10,80 ± 1,03 *	11,60 ± 1,37	10,60 ± 1,22 *	11,00 ± 1,47	10,20 ± 1,33
R_{insp} (cm H_2O/l/sec)	14,60 ± 1,04	11,00 ± 0,84 ***	14,20 ± 0,72	10,50 ± 0,77 ***	14,30 ± 0,69	10,80 ± 0,76 ***	14,50 ± 0,99	11,00 ± 0,70 ***
pH (a)	7,45 ± 0,02	7,44 ± 0,02	7,44 ± 0,02	7,44 ± 0,02	7,44 ± 0,02	7,43 ± 0,02	7,44 ± 0,02	7,43 ± 0,02
pCO_2 (a; mmHg)	32,80 ± 0,85	34,20 ± 0,76	33,00 ± 1,21	34,90 ± 1,14 ***	33,50 ± 0,97	34,30 ± 0,64	33,70 ± 0,51	34,80 ± 0,57
pO_2 (a; mmHg)	70,30 ± 9,06	68,00 ± 9,60	69,50 ± 8,07	67,60 ± 8,20	71,00 ± 7,55	69,00 ± 7,22	75,10 ± 7,40	75,10 ± 8,03
BE (a; mval/l)	0,73 ± 1,47	0,55 ± 1,56 *	0,46 ± 1,66	0,61 ± 1,76	0,68 ± 1,65	0,06 ± 1,66 *	0,63 ± 1,76	0,06 ± 1,73
pH (v)	7,41 ± 0,02	7,41 ± 0,02	7,42 ± 0,02	7,42 ± 0,02	7,43 ± 0,02	7,41 ± 0,02	7,43 ± 0,02	7,40 ± 0,02
pCO_2 (v; mmHg)	39,25 ± 0,73	38,40 ± 1,37	37,20 ± 1,19	38,10 ± 1,08	36,40 ± 1,09	39,10 ± 0,96	37,00 ± 1,04	40,00 ± 0,74 *
pO_2 (v; mmHg)	31,80 ± 2,75	31,40 ± 2,64	31,10 ± 2,66	31,25 ± 2,71	31,00 ± 2,68	32,40 ± 2,75	29,80 ± 2,12	31,90 ± 2,34 ***
BE (v; mval/l)	1,46 ± 1,76	0,96 ± 1,72	0,86 ± 1,89	1,05 ± 1,70	1,08 ± 1,93	0,83 ± 1,74	1,31 ± 1,87	0,51 ± 1,86

* $p < 0{,}05$ ** $p < 0{,}01$ *** $p < 0{,}005$

Tabelle 4. Hämodynamik von beatmeten polytraumatisierten Patienten *mit* Lungen- oder Thoraxbeteiligung bis zum Einstellen eines Gleichgewichtes mit unterschiedlichen Gasgemischen (N_2-O_2; He-O_2; F_IO_2 = 0,3) unter verschiedenen PEEP-Bedingungen (n = 18), (Abb. 11-21)

PEEP (cm H_2O)	0		5		10		15	
Gasgemisch	N_2-O_2	He-O_2	N_2-O_2	He-O_2	N_2-O_2	He-O_2	N_2-O_2	He-O_2
HF (min^{-1})	106 ± 4,74	108 ± 5,30	106 ± 4,90	109 ± 5,40	106 ± 5,04	109 ± 5,90	110 ± 5,61	112 ± 6,69
MAP = $\bar{P}_{art}$ (mmHg)	82,0 ± 3,02	78,0 ± *4,98	82,8 ± 2,33	82,3 ± 2,60	81,0 ± 2,61	81,5 ± *2,81	77,0 ± 3,01	81,3 ± 3,09
HZV (l/min)	8,47 ± 0,56	8,42 ± 0,55	7,71 ± 0,50	7,85 ± 0,54	6,72 ± 0,47	7,33 ± 0,51	6,09 ± 0,43	6,61 ±* 0,43
CVP (mmHg)	6,40 ± 0,93	6,47 ± 1,07	8,20 ± 0,90	7,45 ± 0,98	10,10 ± 0,97	9,62 ± 0,91	11,80 ± 0,95	12,30 ± 0,89
$\bar{P}_{ap}$ (mmHg)	19,3 ± 1,56	19,4 ± 1,61	20,2 ± 1,36	21,0 ± 1,50	21,6 ± 1,29	21,8 ± *1,31	23,5 ± 1,21	23,9 ± 1,20
P_{CP} (mmHg)	9,10 ± 0,95	8,86 ± 0,86	10,30 ± 0,79	10,30 ± 0,68	11,50 ± 0,75	10,80 ± *0,63	13,10 ± 0,76	12,00 ± *0,76
TPR (dyn · sec · cm^{-5})	769 ± 58,3	775 ± 63,2	831 ± 55,0	822 ± 60,0	916 ± 63,9	852 ± 64,0	901 ± 56,7	895 ± 61,5
PVR (dyn · sec · cm^{-5})	99,37 ± 8,61	101,80 ± 9,87	106,00 ± 9,62	99,40 ± 8,60	130,00 ± 12,80	125,20 ± 12,30	153,00 ± 16,40	153,40 ± 12,30
SV (ml)	82,7 ± 6,43	81,6 ± 6,70	76,0 ± 6,24	75,7 ± 6,32	66,7 ± 6,30	70,2 ± 6,60	59,1 ± 6,03	64,8 ± 6,72
O_2-Verbrauch (ml/min)	343 ± 23,0	326 ± 25,4	331 ± 23,1	321 ± 22,8	315 ± 22,6	329 ± 25,3	318 ± 22,2	323 ± 20,1
Q_s/Q_t (%)	16,3 ± 3,00	20,3 ± 4,36	14,7 ± 2,37	17,1 ± 3,09	11,8 ± 1,92	14,0 ± 2,47	10,6 ± 1,49	11,46 ± 1,62

* $p < 0,05$ ** $p < 0,01$ *** $p < 0,005$

Tabelle 5. Hämodynamik von beatmeten polytraumatisierten Patienten *ohne* Lungen- oder Thoraxbeteiligung bis zum Einstellen eines Gleichgewichtes mit unterschiedlichen Gasgemischen (N_2-O_2; He-O_2; $F_IO_2 = 0{,}3$) unter verschiedenen PEEP-Bedingungen (n = 4), (Abb. 27–37)

PEEP (cm H_2O)	0		5		10		15	
Gasgemisch	N_2-O_2	He-O_2	N_2-O_2	He-O_2	N_2-O_2	He-O_2	N_2-O_2	He-O_2
HF (min^{-1})	116 ± 15,4	122 ± 14,8	116 ± 15,2	124 ± 16,2*	118 ± 17,2	134 ± 22,6	122 ± 20,7	133 ± 23,1
MAP = $\bar{P}_{art}$ (mmHg)	88 ± 10,48	90 ± 7,92	88 ± 9,98	88 ± 9,37	86 ± 9,73	91 ± 14,76	81 ± 7,67	92 ± 14,41
HZV (l/min)	13,49 ± 1,96	12,73 ± 1,37	12,35 ± 1,90	12,03 ± 1,52	11,17 ± 1,61	11,32 ± 1,48	9,34 ± 1,12	10,72 ± 1,69
CVP (mmHg)	8,13 ± 1,39	6,60 ± 1,64	9,70 ± 1,10	9,25 ± 1,20	11,30 ± 0,91	12,35 ± 1,46	13,65 ± 1,08	14,88 ± 1,62
$\bar{P}_{ap}$ (mmHg)	22,2 ± 3,06	22,5 ± 3,58	23,1 ± 2,88	23,8 ± 2,96	24,5 ± 2,94	25,6 ± 2,75	26,4 ± 2,84	27,1 ± 2,30
P_{CP} (mmHg)	10,75 ± 0,92	10,20 ± 1,36	11,60 ± 1,30	11,90 ± 2,11	12,90 ± 1,61	12,60 ± 1,28	13,30 ± 2,66	14,20 ± 0,85
TPR (dyn · sec · cm^{-5})	494 ± 75,6	535 ± 66,4	538 ± 98,6	545 ± 77,9	561 ± 90,2	565 ± 78,1	601 ± 92,3	589 ± 76,5
PVR (dyn · sec · cm^{-5})	66,2 ± 8,7	73,6 ± 14,6	73,2 ± 5,7	75,6 ± 17,4	82,1 ± 5.8	92,8 ± 13,4	89,5 ± 2,61	97,5 ± 15,8
SV (ml)	116,0 ± 6,00	106,0 ± 4,80	106,0 ± 2,13	97,4 ± 4,30	95,7 ± 6,30	86,6 ± 5,40	79,1 ± 8,20	81,8 ± 5,00
O_2-Verbrauch (ml/min)	391 ± 45,0	367 ± 38,7	390 ± 49,5	368 ± 46,0	391 ± 55,9	355 ± 36,8	378 ± 46,4	400 ± 54,7
Q_s/Q_t (%)	14,7 ± 2,36	18,2 ± 2,41	15,6 ± 2,25	17,3 ± 2,30	13,0 ± 1,53	16,3 ± 3,55	11,8 ± 1,98	14,2 ± 3,79

* $p < 0{,}05$ ** $p < 0{,}01$ *** $p < 0{,}005$

Tabelle 6. Hämodynamik von beatmeten Patienten mit pulmonaler Dysfunktion bis zum Einstellen eines Gleichgewichtes mit unterschiedlichen Gasgemischen (N_2-O_2; He-O_2; F_IO_2=0,3) und verschiedenen PEEP-Bedingungen (n=6), (Abb. 43–53)

PEEP (cm H_2O)	0		5		10		15	
Gasgemisch	N_2-O_2	He-O_2	N_2-O_2	He-O_2	N_2-O_2	He-O_2	N_2-O_2	He-O_2
HF (min^{-1})	115 ± 7,22	117 ± 8,80	115 ± 7,76	119 ± 9,40	110 ± 9,20	120 ± 14,4	119 ± 10,1	124 ± 13,7
MAP = $\bar{p}_{art}$ (mmHg)	90,6 ± 8,03	96,6 ± 5,11	89,3 ± 7,72	97,1 ± 6,33	90,1 ± 7,50	102,0 ± 8,23	87,0 ± 5,86	102,0 ± 8,86 ***
HZV (l/min)	12,30 ± 2,00	11,83 ± 1,72	11,60 ± 1,85	11,40 ± 1,62	10,90 ± 1,71	10,74 ± 1,59	8,74 ± 1,32	10,10 ± 1,54 *
CVP (mmHg)	9,88 ± 1,37	10,50 ± 1,56	11,25 ± 1,34	12,38 ± 1,18	13,10 ± 1,40	13,40 ± 1,19	15,10 ± 1,25	16,10 ± 0,59
$\bar{p}_{ap}$ (mmHg)	24,5 ± 0,08	24,9 ± 1,87	26,0 ± 0,99	25,6 ± 1,54	26,4 ± 0,77	27,4 ± 0,98	28,5 ± 1,38	26,5 ± 1,45 *
p_{CP} (mmHg)	13,1 ± 1,16	13,3 ± 1,09	14,5 ± 1,15	14,0 ± 1,08	14,6 ± 0,80	14,5 ± 0,64	15,8 ± 0,32	15,8 ± 0,64
TPR (dyn · sec · cm^{-5})	590,5 ± 72,1	668 ± 106,0	606 ± 70,9	675 ± 102,0	627 ± 74,0	756 ± 115,0	731 ± 92,0	750 ± 94,1
PVR (dyn · sec · cm^{-5})	95,4 ± 16,5	87,4 ± 13,7	87,7 ± 13,0	89,3 ± 14,3	111,0 ± 29,7	112,0 ± 19,2	132,2 ± 18,2	118,0 ± 24,0
SV (ml)	103,7 ± 12,9	98,7 ± 11,4	97,9 ± 11,9	94,1 ± 11,2	93,1 ± 12,4	86,0 ± 11,1 *	75,2 ± 9,5	79,0 ± 9,6
O_2-Verbrauch (ml/min)	451,0 ± 34,5	425,5 ± 29,7	435,6 ± 35,2	417,8 ± 24,7	425,0 ± 25,7	395,0 ± 26,7 *	384,0 ± 26,7	401,0 ± 30,0
Q_s/Q_t (%)	23,9 ± 4,93	26,2 ± 6,40	22,3 ± 5,53	24,2 ± 5,78	19,9 ± 3,82	23,4 ± 5,02	16,5 ± 3,06	20,4 ± 4,08

* $p < 0{,}05$ ** $p < 0{,}01$ *** $p < 0{,}005$

Tabelle 7. Verlaufsbeobachtungen über 4 Tage bei wechselweiser kurzzeitiger Beatmung mit He-O_2-Gemischen und alternativer N_2-O_2-Beatmung; Beatmungsparameter, Blutgasanalysen; Hämodynamik (1. Tag: n = 13; 2. Tag: n = 13; 3. Tag: n = 8; 4. Tag: n = 7), (Abb. 54–69)

PEEP (cm H_2O)		0		5		10		15	
Gasgemisch		N_2-O_2	He-O_2	N_2-O_2	He-O_2	N_2-O_2	He-O_2	Ne-O_2	He-O_2
AMV (l/min) = eff.AMV (l/min)	1. Tag n = 13	9,44 ± 0,67	7,83 ± 0,40 ***	9,03 ± 0,69	7,57 ± 0,406 ***	8,81 ± 0,71	7,47 ± 0,43 ***	8,57 ± 0,70	7,23 ± 0,44 ***
	2. Tag n = 13	10,00 ± 0,67	7,92 ± 0,51 ***	10,24 ± 0,65	8,13 ± 0,52 ***	9,98 ± 0,63	8,01 ± 0,52 ***	9,70 ± 0,63	7,78 ± 0,58 ***
	3. Tag n = 8	11,20 ± 0,82	9,20 ± 0,54 **	11,20 ± 0,77	9,20 ± 0,47 **	10,90 ± 0,71	9,08 ± 0,50 *	10,80 ± 0,70	8,96 ± 0,50 *
	4. Tag n = 7	11,80 ± 0,71	10,05 ± 0,62 ***	11,66 ± 0,68	9,90 ± 0,56 **	11,30 ± 0,69	9,71 ± 0,46 *	11,20 ± 0,70	9,30 ± 0,70 ***
Pmax (cm H_2O)	1. Tag n = 13	22,20 ± 1,62	17,90 ± 0,96 ***	25,60 ± 1,54	21,30 ± 0,84 ***	29,60 ± 1,49	24,50 ± 0,83 ***	34,60 ± 1,61	29,60 ± 1,00 ***
	2. Tag n = 13	26,20 ± 1,80	21,10 ± 1,26 ***	30,30 ± 1,61	22,60 ± 0,99 ***	32,20 ± 1,26	28,60 ± 1,56 *	40,20 ± 1,72	32,20 ± 1,24 ***
	3. Tag n = 8	29,50 ± 2,17	22,50 ± 1,67 ***	32,10 ± 1,93	24,60 ± 1,70 ***	35,80 ± 1,78	28,50 ± 1,88 ***	39,80 ± 1,70	32,60 ± 2,09 ***
	4. Tag n = 7	28,70 ± 3,29	27,70 ± 3,13	33,00 ± 3,27	26,10 ± 2,30 ***	37,80 ± 2,99	30,50 ± 2,08 ***	41,00 ± 2,72	33,40 ± 2,20 ***
Pplat (cm H_2 =	1. Tag n = 13	14,07 ± 0,80	13,00 ± 0,72 *	17,60 ± 0,84	16,00 ± 0,74 *	21,60 ± 0,87	19,60 ± 0,49 *	26,30 ± 0,69	24,30 ± 0,58 ***
	2. Tag n = 13	17,50 ± 1,00	14,60 ± 0,76 ***	20,30 ± 0,98	17,40 ± 0,72 ***	24,10 ± 0,94	21,60 ± 0,67 *	30,50 ± 1,08	26,60 ± 0,93 ***
	3. Tag n = 8	18,10 ± 2,62	17,10 ± 1,69	21,00 ± 1,75	19,30 ± 1,63 *	25,10 ± 1,49	22,80 ± 1,89 *	31,25 ± 1,61	27,80 ± 1,84
	4. Tag n = 7	20,10 ± 2,39	18,40 ± 2,05 *	23,00 ± 2,56	20,10 ± 1,84 *	27,10 ± 2,37	23,40 ± 1,52 **	32,00 ± 2,47	29,20 ± 1,57

* $p < 0,05$ ** $p < 0,01$ *** $p < 0,005$

Tabelle 8. Verlaufsbeobachtungen über 4 Tage (1. Tag: n=13; 2. Tag: n=13; 3. Tag: n=8; 4. Tag: n=7)

PEEP (cm H_2O)		0		5		10		15	
Gasgemisch		N_2-O_2	He-O_2	N_2-O_2	He-O_2	N_2-O_2	He-O_2	Ne-O_2	He-O_2
$R_{insp.}$ (cm H_2O/ l/sec)	1. Tag n = 13	14,10 ± 0,62	11,50 ± 0,65 ***	13,80 ± 0,75	10,30 ± 0,71 ***	13,60 ± 0,49	10,50 ± 0,48 ***	13,00 ± 0,51	10,46 ± 0,57 ***
	2. Tag n = 13	14,70 ± 0,73	10,50 ± 0,63 ***	14,80 ± 0,59	10,90 ± 0,50 ***	13,90 ± 0,89	11,20 ± 0,69 **	13,80 ± 0,62	10,90 ± 0,63 ***
	3. Tag n = 8	14,80 ± 1,35	11,25 ± 0,72 ***	14,60 ± 1,04	10,75 ± 0,49 ***	14,10 ± 1,02	10,25 ± 0,49 ***	13,80 ± 1,23	10,12 ± 0,64 ***
	4. Tag n = 7	14,10 ± 0,86	11,00 ± 0,67 ***	13,80 ± 0,76	11,00 ± 0,53 ***	13,80 ± 0,33	11,00 ± 0,63 **	13,50 ± 0,94	10,70 ± 0,72 ***
pH	1. Tag n = 13	7,41 ± 0,02	7,40 ± 0,02	7,42 ± 0,02	7,40 ± 0,02 *	7,43 ± 0,02	7,40 ± 0,02 *	7,43 ± 0,02	7,41 ± 0,02 **
	2. Tag n = 13	7,41 ± 0,02	7,39 ± 0,02 *	7,43 ± 0,02	7,40 ± 0,02	7,42 ± 0,02	7,40 ± 0,02	7,44 ± 0,02	7,40 ± 0,02
	3. Tag n = 8	7,42 ± 0,01	7,43 ± 0,01 *	7,44 ± 0,01	7,44 ± 0,01	7,44 ± 0,01	7,44 ± 0,01	7,45 ± 0,01	7,44 ± 0,01
	4. Tag n = 7	7,44 ± 0,01	7,44 ± 0,01	7,46 ± 0,01	7,44 ± 0,01	7,46 ± 0,01	7,45 ± 0,02	7,47 ± 0,01	7,45 ± 0,02
pCO_2 (mm Hg)	1. Tag n = 13	36,3 ± 1,06	39,0 ± 1,37 ***	36,0 ± 1,35	37,5 ± 1,62	35,1 ± 1,58	38,5 ± 1,79 ***	34,7 ± 1,75	38,6 ± 1,70 ***
	2. Tag n = 13	38,0 ± 1,21	39,1 ± 1,59	35,7 ± 1,75	37,8 ± 1,85	35,6 ± 1,66	38,4 ± 1,73 *	35,2 ± 1,72	38,2 ± 1,87
	3. Tag n = 8	35,4 ± 1,58	35,7 ± 0,70	34,6 ± 1,52	35,3 ± 1,33	35,3 ± 1,43	35,7 ± 1,21	35,2 ± 1,93	36,4 ± 0,91
	4. Tag n = 7	34,4 ± 1,83	36,0 ± 1,77	34,7 ± 1,39	36,2 ± 1,92	33,9 ± 1,62	35,1 ± 2,06	33,3 ± 1,48	36,7 ± 2,25

* $p < 0{,}05$ ** $p < 0{,}01$ *** $p < 0{,}005$

Tabelle 9. Verlaufsbeobachtungen über 4 Tage (1. Tag: n = 13; 2. Tag: n = 13; 3. Tag: n = 8; 4. Tag: n = 7)

PEEP (cm H_2O)		0		5		10		15	
Gasgemisch		N_2-O_2	He-O_2	N_2-O_2	He-O_2	N_2-O_2	He-O_2	Ne-O_2	He-O_2
pO_2 (mmHg)	1. Tag n = 13	82,0 ± 6,00	80,4 ± 7,43	86,3 ± 6,12	83,6 ± 8,56	93,7 ± 6,08	95,8 ± 12,50	91,9 ± 5,41	96,0 ± 10,10
	2. Tag n = 13	78,6 ± 7,88	76,5 ± 6,61	80,9 ± 7,63	82,1 ± 6,51	87,7 ± 7,39	86,7 ± 6,40	87,1 ± 7,09	92,2 ± 6,51
	3. Tag n = 8	72,0 ± 4,73	77,2 ± 5,07	79,0 ± 5,74	82,6 ± 6,13	84,4 ± 6,18	91,1 ± 7,69 *	92,6 ± 8,19	102,4 ± 8,95 *
	4. Tag n = 7	86,2 ± 11,70	76,0 ± 10,70	76,6 ± 7,06	80,9 ± 10,10	78,6 ± 8,42	83,3 ± 10,20	84,9 ± 9,65	88,4 ± 10,70
Q_s/Q_t (%)	1. Tag n = 13	16,50 ± 3,29	21,60 ± 5,23 *	14,36 ± 2,49	17,70 ± 3,63 *	10,80 ± 1,93	13,76 ± 3,63	9,66 ± 1,35	11,13 ± 1,96
	2. Tag n = 13	25,90 ± 4,63	24,60 ± 4,23	22,80 ± 4,21	21,20 ± 3,74	15,50 ± 2,75	17,90 ± 3,16	14,20 ± 2,15	15,80 ± 2,67
	3. Tag n = 8	19,50 ± 2,03	23,07 ± 4,77	17,50 ± 2,38	21,77 ± 4,36	16,70 ± 2,49	18,28 ± 4,46	12,03 ± 1,69	14,30 ± 4,20
	4. Tag n = 7	21,70 ± 2,02	22,25 ± 2,74	21,60 ± 2,18	19,90 ± 2,43	17,50 ± 1,92	18,00 ± 2,20	15,20 ± 2,36	15,07 ± 1,94
HF (min^{-1})	1. Tag n = 13	104,08 ± 6,48	113,77 ± 6,42	109,69 ± ,655	113,92 ± 7,11	111,54 ± 2,93	116,00 ± 7,32	113,77 ± 6,77	117,38 ± 7,70
	2. Tag n = 13	106,85 ± 4,70	107,46 ± 4.05	105,92 ± 4,61	107,92 ± 4,18	104,92 ± 4,96	108,08 ± 4,30	103,00 ± 5,40	107,77 ± 4,74 *
	3. Tag n = 8	121,00 ± 5,49	119,25 ± 4,69	116,25 ± 5,63	115,73 ± 4,90	115,88 ± 5,99	114,13 ± 4,69	113,75 ± 6,37	113,25 ± 5,58
	4. Tag n = 7	112,29 ± 3,75	111,43 ± 5,43	110,14 ± 3,96	110,86 ± 5,13	110,71 ± 4,28	108,14 ± 5,24	108,00 ± 4,94	107,43 ± 5,64

* $p < 0,05$ ** $p < 0,01$ *** $p < 0,005$

Tabelle 10. Verlaufsbeobachtungen über 4 Tage (1. Tag: n=13; 2. Tag: n=13; 3. Tag: n=8; 4. Tag: n=7)

PEEP (cm H_2O)		0		5		10		15	
Gasgemisch		N_2-O_2	He-O_2	N_2-O_2	He-O_2	N_2-O_2	He-O_2	Ne-O_2	He-O_2
HZV (l/min)	1. Tag n = 13	9,09 ± 0,90	8,82 ± 0,75	8,23 ± 0,89	8,32 ± 0,77	7,09 ± 0,84	7,63 ± 0,75	6,13 ± 0,65	6,94 ± 0,63
	2. Tag n = 13	9,88 ± 0,98	10,44 ± 0,56	9,30 ± 0,56	9,74 ± 0,66	8,23 ± 0,47	9,35 ± 0,60 ***	7,33 ± 0,48	8,32 ± 0,60 ***
	3. Tag n = 8	12,33 ± 1,00	12,54 ± 0,87	11,61 ± 0,99	12,07 ± 0,89	10,49 ± 0,46	11,30 ± 1,07	9,71 ± 0,75	10,73 ± 1,14
	4. Tag n = 7	11,59 ± 0,75	11,95 ± 0,86	11,35 ± 0,66	11,66 ± 0,94	10,79 ± 0,76	10,60 ± 0,78	9,22 ± 0,74	9,67 ± 0,61
MAP = $\bar{P}art$ (mmHg)	1. Tag n = 13	80,85 ± 2,60	81,54 ± 2,82	82,77 ± 2,35	81,38 ± 2,47	80,00 ± 2,69	80,67 ± 2,50	76,31 ± 3,64	81,15 ± 3,38
	2. Tag n = 13	85,31 ± 3,50	92,31 ± 5,23 *	85,00 ± 3,17	91,38 ± 4,55	82,92 ± 3,15	88,89 ± 4,49 *	81,08 ± 3,60	86,31 ± 4,26
	3. Tag n = 8	97,63 ± 4,71	102,25 ± 5,36	95,63 ± 4,14	97,88 ± 4,90	77,13 ± 4,20	92,13 ± 4,75	96,38 ± 4,02	100,80 ± 4,50
	4. Tag n = 7	93,57 ± 6,95	92,14 ± 7,11	89,71 ± 6,21	90,14 ± 6,11	84,37 ± 3,89	89,86 ± 4,40	82,86 ± 3,33	91,40 ± 4,58
CVP (mmHg)	1. Tag n = 13	5,82 ± 1,21	6,00 ± 1,32	7,37 ± 1,21	6,57 ± 1,23 *	9,44 ± 1,23	9,86 ± 1,14	11,82 ± 1,21	11,90 ± 1,20
	2. Tag n = 13	7,76 ± 1,08	7,85 ± 0,98	9,41 ± 0,89	9,29 ± 0,66	11,28 ± 0,98	10,85 ± 0,62	13,37 ± 1,05	12,78 ± 0,84
	3. Tag n = 8	11,01 ± 1,52	13,41 ± 1,40	11,73 ± 1,30	13,65 ± 1,29	13,25 ± 1,32	15,45 ± 1,21	15,68 ± 1,27	17,58 ± 1,23
	4. Tag n = 7	11,01 ± 1,32	9,64 ± 1,29 *	11,93 ± 1,27	10,46 ± 1,10 *	13,57 ± 1,11	12,63 ± 1,28 *	15,86 ± 1,30	14,63 ± 1,31 ***

* $p < 0,05$ ** $p < 0,01$ *** $p < 0,005$

Tabelle 11. Verlaufsbeobachtungen über 4 Tage (1. Tag: n = 13; 2. Tag: n = 13; 3. Tag: n = 8; 4. Tag: n = 7)

PEEP (cm H_2O)		0		5		10		15	
Gasgemisch		N_2-O_2	He-O_2	N_2-O_2	He-O_2	N_2-O_2	He-O_2	Ne-O_2	He-O_2
$\bar{P}_{ap}$ (mmHg)	1. Tag n = 13	21,2 ± 1,96	21,7 ± 2,16	22,0 ± 1,74	22,5 ± 1,95	23,8 ± 1,68	23,6 ± 1,74	24,9 ± 1,47	25,4 ± 1,54
	2. Tag n = 13	23,9 ± 1,70	26,0 ± 2,11	24,2 ± 1,34	26,7 ± 1,86	25,3 ± 1,03	28,1 ± 1,65	27,7 ± 1,22	29,3 ± 1,47
	3. Tag n = 8	27,2 ± 2,15	28,5 ± 2,18	27,9 ± 1,81	28,8 ± 2,19	28,9 ± 1,59	29,2 ± 2,10	28,7 ± 1,10	30,8 ± 1,92
	4. Tag n = 7	26,6 ± 1,36	25,8 ± 1,77	26,1 ± 1,25	26,1 ± 1,26	27,6 ± 1,31	26,9 ± 1,09	30,1 ± 1,42	28,3 ± 0,99
P_{CP} (mmHg)	1. Tag n = 13	9,12 ± 1,11	8,58 ± 1,08	10,15 ± 1,00	9,88 ± 0,86 *	11,38 ± 0,96	10,31 ± 0,83 *	13,58 ± 1,02	11,65 ± 0,79 ***
	2. Tag n = 13	10,85 ± 0,77	11,58 ± 1,08	11,65 ± 0,70	12,23 ± 0,88	12,88 ± 0,62	13,50 ± 0,83	14,69 ± 0,48	14,38 ± 0,76
	3. Tag n = 8	14,75 ± 1,28	15,38 ± 1,63	15,00 ± 1,16	15,88 ± 1,47	16,56 ± 0,87	17,19 ± 1,21	17,38 ± 0,58	18,00 ± 1,10
	4. Tag n = 7	14,50 0,49	13,93 1,28	14,50 1,01	14,36 1,09	15,86 1,09	16,33 0,76	17,93 1,19	16,57 0,93 *
SV (ml)	1. Tag n = 13	85 ± 8,3	76 ± 7,5	77 ± 8,1	76 ± 7,1	66 ± 8,0	69 ± 7,7	57 ± 6,9	62 ± 6,7 ***
	2. Tag n = 13	95 ± 6,4	99 ± 6,4	90 ± 6,3	92 ± 7,4	81 ± 5,9	88 ± 6,8 *	75 ± 7,0	80 ± 6,9
	3. Tag n = 8	105 ± 9,4	108 ± 9,2	103 ± 6,4	106 ± 8,8	93 ± 9,1	101 ± 9,2	92 ± 7,1	96 ± 9,6
	4. Tag n = 7	105 ± 7,7	110 ± 8,4	104 ± 6,4	107 ± 9,0	99 ± 7,2	101 ± 8,1	87 ± 6,6	92 ± 6,5

* $p < 0{,}05$ ** $p < 0{,}01$ *** $p < 0{,}005$

Tabelle 12. Verlaufsbeobachtungen über 4 Tage (1. Tag: n = 13; 2. Tag: n = 13; 3. Tag: n = 8; 4. Tag: n = 7)

PEEP (cm H_2O)		0		5		10		15	
Gasgemisch		N_2-O_2	He-O_2	N_2-O_2	He-O_2	N_2-O_2	He-O_2	Ne-O_2	He-O_2
TPR (dyn · sec · cm^{-5})	1. Tag n = 13	728 ± 63,2	741 ± 64,7	814 ± 70,1	779 ± 65,6	808 ± 92,7	824 ± 80,2	906 ± 68,0	851 ± 66,0
	2. Tag n = 13	657 ± 56,5	667 ± 33,4	639 ± 68,6	695 ± 41,8	721 ± 52,1	687 ± 49,8	771 ± 61,9	745 ± 60,2
	3. Tag n = 8	606 ± 62,4	597 ± 45,2	624 ± 59,2	591 ± 46,7	687 ± 58,5	647 ± 59,9	703 ± 54,0	676 ± 54,3 *
	4. Tag n = 7	591 ± 62,4	574 ± 52,6	562 ± 48,6	577 ± 56,6	555 ± 49,1	608 ± 44,3	619 ± 55,9	653 ± 41,7
PVR (dyn · sec · cm^{-5})	1. Tag n = 13	110 ± 9,9	119 ± 10,7	120 ± 10,7	132 ± 17,3	147 ± 15,1	145 ± 13,8	167 ± 21,4	167 ± 14,9
	2. Tag n = 13	109 ± 12,0	113 ± 11,1	115 ± 12,6	123 ± 12,1	122 ± 12,1	124 ± 11,8	151 ± 17,1	149 ± 13,6
	3. Tag n = 8	84 ± 7,7	87 ± 6,4	93 ± 6,8	87 ± 6,6	99 ± 7,1	93 ± 6,3	100 ± 10,1	102 ± 9,2
	4. Tag n = 7	85 ± 5,3	81 ± 6,1	84 ± 4,5	85 ± 8,1	92 ± 9,6	90 ± 9,1	111 ± 13,3	102 ± 10,4
O_2-Verbrauch (ml/min)	1. Tag n = 13	349 ± 29,9	318 ± 28,6 *	333 ± 29,7	315 ± 32,5	310 ± 30,9	320 ± 29,3	309 ± 25,1	316 ± 23,2
	2. Tag n = 13	320 ± 14,7	317 ± 28,4	321 ± 15,2	341 ± 23,4	337 ± 16,5	355 ± 22,3	332 ± 19,6	340 ± 21,2
	3. Tag n = 8	384 ± 28,5	392 ± 30,2	382 ± 28,5	371 ± 25,8	352 ± 22,9	369 ± 26,9	353 ± 21,9	393 ± 39,9
	4. Tag n = 7	357 ± 32,9	400 ± 41,4 **	379 ± 31,7	389 ± 42,2	404 ± 42,0	372 ± 41,2	399 ± 44,0	372 ± 35,0

* $p < 0{,}05$ ** $p < 0{,}01$ *** $p < 0{,}005$

Tabelle 13. Langzeitbeatmung von Koronarpatienten nach aortokoronarem Bypass mit $He-O_2$-Gemischen oder N_2-O_2-Gemischen; Beobachtungen über 6 h (Abb. 70–81). Effektives Atemminutenvolumen (eff. AMV; l/min) ($F_IO_2=0,3$; $n=12$; $\bar{x} \pm s_{\bar{x}}$)

Gasgemische		N_2-O_2 (70 % - 30 %)	$He-O_2$ (70 % - 30 %)
t (Std)	2	8,29 ± 0,39	7,10 ± 0,21 *
	3	8,99 ± 0,40	7,72 ± 0,25 *
	4	10,31 ± 0,38	8,92 ± 0,37 *
	5	9,90 ± 0,35	8,45 ± 0,37 *
	6	9,39 ± 0,33	7,94 ± 0,30 *
	7	8,70 ± 0,42	7,48 ± 0,16 *
	8	8,56 ± 0,38	7,44 ± 0,16 *

*p < 0,05

Tabelle 14. Inspiratorischer Spitzendruck (p_{max}; cm H_2O) bei Langzeitbeatmung mit N_2-O_2- bzw. $He-O_2$-Gemischen ($F_IO_2=0,3$; $n=12$; $\bar{x} \pm s_{\bar{x}}$)

Gasgemisch		N_2-O_2 (70 % - 30 %)	$He-O_2$ (70 % - 30 %)
t (Std)	2	22,82 ± 1,66	16,64 ± 0,52 **
	3	24,55 ± 1,62	18,60 ± 0,70 **
	4	27,00 ± 1,61	19,82 ± 1,05 **
	5	26,55 ± 1,68	19,00 ± 0,82 ***
	6	25,73 ± 0,95	18,36 ± 0,95 ***
	7	23,73 ± 0,95	17,73 ± 0,68 ***
	8	23,45 ± 0,85	17,64 ± 0,65 ***

*p < 0,05 **p < 0,01 ***p < 0,005

Tabelle 15. Plateaudruck (p_{plat}; cm H_2O) bei Langzeitbeatmung mit N_2-O_2- bzw. He-O_2-Gemischen ($F_IO_2 = 0{,}3$; n = 12; $\bar{x} \pm s_{\bar{x}}$)

Gasgemische		N_2-O_2 (70 % - 30 %)	He-O_2 (70 % - 30 %)
t (Std)	2	16,64 ± 1,17	12,55 ± 0,40 **
	3	17,64 ± 0,94	13,80 ± 0,62 **
	4	18,82 ± 1,00	14,91 ± 0,81 **
	5	19,00 ± 1,18	14,45 ± 0,70 **
	6	18,55 ± 1,14	14,36 ± 0,73 **
	7	17,27 ± 0,78	13,64 ± 0,52 ***
	8	16,82 ± 0,69	13,45 ± 0,50 ***

*p < 0,05 **p < 0,01 ***p < 0,005

Tabelle 16. Inspiratorische Resistance (R_{insp}; cm H_2O/l/sec) bei Langzeitbeatmung mit N_2-O_2- bzw. He-O_2-Gemischen ($F_IO_2 = 0{,}3$; n = 12; $\bar{x} \pm s_{\bar{x}}$)

Gasgemisch		N_2-O_2 (70 % - 30 %)	He-O_2 (70 % - 30 %)
t (Std)	2	12,18 ± 0,63	8,95 ± 0,55 ***
	3	12,72 ± 0,74	9,02 ± 0,56 ***
	4	13,36 ± 0,81	9,11 ± 0,57 ***
	5	13,20 ± 0,71	8,83 ± 0,49 ***
	6	13,00 ± 0,51	8,64 ± 0,52 ***
	7	13,27 ± 0,57	8,73 ± 0,58 ***
	8	13,09 ± 0,64	8,74 ± 0,58 ***

*p < 0,05 **p < 0,01 ***p < 0,005

Tabelle 17. Exspiratorische Resistance (R_{exsp}; cm H_2O/l/s) bei Langzeitbeatmung mit N_2-O_2- bzw. He-O_2-Gemischen ($F_IO_2=0{,}3$; n = 12; $\bar{x} \pm s_{\bar{x}}$)

Gasgemische		N_2-O_2 (70 % - 30 %)	He-O_2 (70 % - 30 %)
t (Std)	2	12,18 ± 0,63	3,20 ± 0,20 ***
	3	13,09 ± 0,67	3,40 ± 0,18 ***
	4	13,00 ± 0,72	3,47 ± 0,22 ***
	5	13,27 ± 0,64	3,54 ± 0,23 ***
	6	12,91 ± 0,73	3,56 ± 0,27 ***
	7	12,73 ± 0,73	3,42 ± 0,24 ***
	8	12,81 ± 0,70	3,27 ± 0,24 ***

*p < 0,05 **p < 0,01 ***p < 0,005

Tabelle 18. Arterieller Sauerstoffdruck (pO_2; mmHg) bei Langzeitbeatmung mit N_2-O_2- bzw. He-O_2-Gemischen ($F_IO_2=0{,}3$; n = 12; $\bar{x} \pm s_{\bar{x}}$)

Gasgemisch		N_2-O_2 (70 % - 30 %)	He-O_2 (70 % - 30 %)
t (Std)	2	110,1 ± 3,36	119,6 ± 4,36
	3	111,0 ± 3,14	119,8 ± 4,05
	4	113,5 ± 4,04	120,6 ± 4,03
	5	114,8 ± 3,93	122,0 ± 4,34
	6	110,2 ± 3,91	120,5 ± 4,29
	7	102,5 ± 3,66	116,3 ± 3,97 *
	8	99,6 ± 4,02	114,4 ± 3,85 *

*p < 0,05

Tabelle 19. Arterieller pH-Wert bei Langzeitbeatmung mit N_2-O_2- bzw. He-O_2-Gemischen ($F_IO_2 = 0,3$; n = 12; $\bar{x} \pm s_{\bar{x}}$)

Gasgemische		N_2-O_2 (70 % - 30 %)	He-O_2 (70 % - 30 %)
t (Std)	2	7,383 ± 0,017	7,386 ± 0,011
	3	7,376 ± 0,015	7,389 ± 0,011
	4	7,370 ± 0,014	7,385 ± 0,011
	5	7,398 ± 0,019	7,405 ± 0,007
	6	7,423 ± 0,016	7,415 ± 0,007
	7	7,430 ± 0,012	7,408 ± 0,010
	8	7,422 ± 0,010	7,409 ± 0,010

Tabelle 20. Arterieller Kohlendioxiddruck (pCO_2; mmHg) bei Langzeitbeatmung mit N_2-O_2- bzw. He-O_2-Gemischen ($F_IO_2 = 0,3$; n = 12; $\bar{x} \pm s_{\bar{x}}$)

Gasgemisch		N_2-O_2 (70 % - 30 %)	He-O_2 (70 % - 30 %)
t (Std)	2	37,40 ± 0,95	37,43 ± 1,04
	3	37,70 ± 0,86	37,65 ± 1,03
	4	38,45 ± 0,73	38,44 ± 0,56
	5	36,81 ± 0,64	36,83 ± 0,72
	6	36,61 ± 0,43	36,92 ± 0,58
	7	36,80 ± 0,48	37,16 ± 0,54
	8	37,05 ± 0,43	37,06 ± 0,55

Tabelle 21. Herzfrequenz (HF; min^{-1}) bei Langzeitbeatmung mit N_2-O_2- bzw. He-O_2-Gemischen ($F_IO_2=0,3$; $n=12$; $\bar{x} \pm s_{\bar{x}}$)

Gasgemische		N_2-O_2 (70 % - 30 %)	He-O_2 (70 % - 30 %)
t (Std)	2	102,6 ± 3,81	98,9 ± 3,09
	3	101,4 ± 3,86	98,9 ± 3,29
	4	102,7 ± 3,99	95,1 ± 2,76
	5	99,5 ± 3,80	92,0 ± 3,01
	6	96,6 ± 3,63	89,5 ± 3,75
	7	94,1 ± 3,73	90,2 ± 3,13
	8	93,5 ± 3,55	89,2 ± 2,78

Tabelle 22. Arterieller Mitteldruck ($\bar{p}_{art}$; mmHg) bei Langzeitbeatmung mit N_2-O_2- bzw. He-O_2-Gemischen ($F_IO_2=0,3$; $n=12$; $\bar{x} \pm s_{\bar{x}}$)

Gasgemisch		N_2-O_2 (70 % - 30 %)	He-O_2 (70 % - 30 %)
t (Std)	2	111,5 ± 3,45	114,2 ± 3,68
	3	104,6 ± 3,01	107,2 ± 3,64
	4	92,4 ± 3,65	95,0 ± 3,27
	5	86,4 ± 2,73	92,6 ± 4,12
	6	82,1 ± 1,69	87,2 ± 3,49
	7	80,0 ± 1,53	87,2 ± 3,49
	8	80,0 ± 2,94	84,3 ± 1,71

Tabelle 23. Zentral-venöser Druck (CVP; mmHg) bei Langzeitbeatmung mit N_2-O_2- bzw. He-O_2-Gemischen ($F_IO_2 = 0,3$; $n = 12$; $\bar{x} \pm s_{\bar{x}}$)

Gasgemische		N_2-O_2 (70 % - 30 %)	He-O_2 (70 % - 30 %)
t (Std)	2	10,80 ± 0,79	9,54 ± 1,17
	3	11,13 ± 0,96	10,31 ± 1,10
	4	11,58 ± 1,17	10,59 ± 0,86
	5	11,83 ± 1,32	10,33 ± 1,02
	6	11,88 ± 1,20	10,27 ± 0,97
	7	11,49 ± 0,77	10,59 ± 0,99
	8	11,80 ± 0,75	10,58 ± 1,14

Tabelle 24. Linker Vorhofdruck (LA; mmHg) bei Langzeitbeatmung mit N_2-O_2- bzw. He-O_2-Gemischen ($F_IO_2 = 0,3$; $n = 12$; $\bar{x} \pm s_{\bar{x}}$)

Gasgemisch		N_2-O_2 (70 % - 30 %)	He-O_2 (70 % - 30 %)
t (Std)	2	13,00 ± 1,07	12,61 ± 1,41
	3	13,43 ± 1,08	12,64 ± 1,52
	4	14,11 ± 0,97	13,09 ± 1,28
	5	13,65 ± 1,33	12,96 ± 1,46
	6	13,41 ± 0,76	12,69 ± 1,59
	7	13,20 ± 0,74	12,81 ± 1,68
	8	13,22 ± 0,84	12,81 ± 1,87

Tabelle 25. Base Excess (BE; mval/l) bei Langzeitbeatmung mit N_2-O_2- bzw. He-O_2-Gemischen (F_IO_2 = 0,3; n = 12; $\bar{x} \pm s_{\bar{x}}$)

Gasgemisch		N_2-O_2 (70 % - 30 %)	He-O_2 (70 % - 30 %)
$t_{(Std)}$	2	0,09 ± 0,63	0,08 ± 0,57
	3	-0,05 ± 0,61	0,14 ± 0,38
	4	0,14 ± 0,47	0,70 ± 0,50
	5	1,12 ± 0,46	1,27 ± 0,47
	6	1,13 ± 0,81	1,20 ± 0,53
	7	1,25 ± 0,61	1,16 ± 0,56
	8	1,25 ± 0,62	1,08 ± 0,62

Tabelle 26. Urinausscheidung (ml/h) bei Langzeitbeatmung mit N_2-O_2- bzw. He-O_2-Gemischen (F_IO_2 = 0,3; n = 12; $\bar{x} \pm s_{\bar{x}}$)

Gasgemisch		N_2-O_2 (70 % - 30 %)	He-O_2 (70 % - 30 %)
$t_{(Std)}$	2	417,5 ± 47,9	465,0 ± 81,2
	3	379,2 ± 78,9	405,0 ± 73,3
	4	306,7 ± 68,2	353,3 ± 89,0
	5	200,0 ± 28,8	226,7 ± 81,7
	6	165,0 ± 24,7	182,5 ± 42,1
	7	137,1 ± 25,8	165,0 ± 38,1
	8	126,7 ± 15,8	135,0 ± 19,2

Tabelle 27. Rektaltemperatur (T_{rect}; °C) bei Langzeitbeatmung mit N_2-O_2- bzw. He-O_2-Gemischen ($F_IO_2 = 0{,}3$; $n = 12$; $\bar{x} \pm s_{\bar{x}}$)

Gasgemisch		N_2-O_2 (70 % - 30 %)	He-O_2 (70 % - 30 %)
$t_{(Std)}$	2	35,56 ± 0,211	35,52 ± 0,126
	3	36,02 ± 0,250	36,09 ± 0,169
	4	36,68 ± 0,274	36,81 ± 0,173
	5	37,41 ± 0,250	37,50 ± 0,188
	6	37,93 ± 0,219	37,94 ± 0,203
	7	38,36 ± 0,177	38,29 ± 0,215
	8	38,56 ± 0,163	38,43 ± 0,201

Literaturverzeichnis

1. Altland PP, Brubach HF, Parker MF (1968) Effects of inert gas on tolerance of rats to hypoxia. J Appl Physiol 24:778-781
2. Ashbaugh DG, Petty TL, Bigelow DB, Harris TM (1969) Continous positive pressure-breathing (CPPB) in adult respiratory distress syndrom. J Thorac Cardiovas Surg 57:31-36
3. Baddeley AD, Flemming NC (1968) The efficiency of divers breathing oxy-helium. Ergonomics 10:311-319
4. Barach AL, Eckmann M (1936) The effects of inhalation of helium mixed with oxygen on the mechanics of respiration. J Clin Invest 15:47-61
5. Barnett T (1967) Effects of helium and oxygen mixtures on pulmonary mechanics during airway constrictions. J Appl Physiol 22:707-713
6. Bartels H (1975) Gaswechsel (Atmung). In: Keidel WD (Hrsg) Kurzgefaßtes Lehrbuch der Physiologie, 4. Aufl. Thieme, Stuttgart
7. Baum H, Benzer H, Geyer A, Haider M, Mutz N (1980) Forcierte Diffusionsventilation (FDV). Grundlagen und Anwendung. Anaesthesist 29:586-591
8. Baum H, Benzer H, Mutz N, Pauser G, Toncran L (1980) Inversed ratio ventilation (IRV). Die Rolle des Atemzeitverhältnisses in der Beatmung beim ARDS. Anaesthesist 29:592-596
9. Baum M, Benzer H, Blümel G, Bolćić J, Irsigler K, Tölle W (1971) Die Bedeutung der Oberflächenspannung in der Lunge beim experimentellen posttraumatischen Syndrom. Z Exp Chir 4:359-376
10. Baum M (1979) Der Einfluß des Beatmungsmuster auf Gasaustausch und Lungenmechanik. In: Ahnefeld FW, Bergmann W, Burri C, Dick W, Halmágyi M, Hossli G, Rügheimer E (Hrsg) Akutes Lungenversagen. Springer, Berlin Heidelberg New York
11. Bennett PB, Poulton EC, Carpenter A, Catton MJ (1967) Efficiency at sorting cards in air and a 20% oxygen-helium mixture at depths down to 100 feet and in enriched air. Ergonomics 10:53-62
12. Benzer H, Haider W, Pauser G (1976) Zur Technik der Respiratorbeatmung. Intensivbehandlung 1:157-167
13. Benzer H (1969) Respirationsbeatmung und Oberflächenspannung. In: Frey R, Kern F, Mayrhofer O (Hrsg) Anaesthesiologie und Wiederbelegung, Bd 38. Springer, Berlin Heidelberg New York
14. Benzer H, Haider W, Geyer A, Mutz N, Pauser G (1979) Atemmechanische und surfactantbedingte Störfaktoren bei der Entstehung des akuten Lungenversagens. In: Ahnefeld FW, Bergmann W, Burri C, Dick W, Halmágyi M, Hossli G, Rügheimer E (Hrsg) Akutes Lungenversagen. Springer, Berlin Heidelberg New York
15. Birker G, Channin E, Tyler JM (1959) The effect of helium and oxygen mixtures on pulmonary resistance. Rev Resp Dis 81:823-828
16. Bowers RW, Fox EL (1968) Metabolic and thermal responses of man in various He-O_2 and air environments. J Appl Physiol 23:561-565
17. Breuching E, Altemeyer KH, Dietz W (1981) Droperidol-Ketamin Untersuchung zur intravenösen Narkose für periphere Eingriffe im Kindesalter. Anaesthesist 30:107-110
18. Bühlmann AA, Frei P, Keller H (1968) Saturation and desaturation with N_2 and He at 4 atm. J Appl Physiol 23:458-462
19. Chan-Young M, Abboud R, Tsao MS, Mac Lean L (1976) Effect of helium on maximal exspiratory flow in patients with asthma before and during induced bronchoconstriction. Am Rev Respir Dis 113:433-443

20. Chouteau J, Cousteau JY, Alinat J, Aquadro CF (1968) Sur les limites physiologiques d'utilisation du mélange respiratoire oxygène pour la prolongeé profunde et les séjours prolongés sous pression. C R Acad Sc Paris 264:1731–1734
21. D'Ans J, Lax A (1949) Taschenbuch für Chemie und Physik. 2. Aufl. Springer, Berlin, Göttingen Heidelberg
22. Desfond M, Blanchet M, Gauge M, Florentin M (1968) Constante de temps pulmonaire à helium et ventilation alvéolaire. Communications 45:339 A
23. Ehehalt V, Tabbert M, Mottner J (1980) Die Verminderung von Strömungswiderständen bei Beatmung mit He-O_2-Gemischen. In: Weis KH, Cunitz G (Hrsg) 25 Jahre DGAI. Springer, Berlin Heidelberg New York
24. Engel LA, Macklem PT, Fukuchi Y (1975) Convection, diffusion and cardiogenic mixing in the lung. Kollegium: Distribution of pulmonary exchange (23. + 24. September 1975 in Paris-Créteil)
25. Epperson WL, Quigley DG, Robertson WG, Behor VS, Welch BE (1966) Observations on man in an oxygen-helium environment at 380 mmHg total pressure: III. Heat exchange. Aerosp Med 37:451–462
26. Fagraeus L (1975) Maximal work performed at raised air and helium-oxygen pressures. Acta Physiol Scand 91:545–556
27. Fischer BA, Musacchia XJ (1969) Responses of hamsters to He-O_2 at low and high temperatures: Induction of hyperthermia. Am J Physiol 215:1130–1136
28. Forkert L, Wood HD, Cherniack RM (1976) Effect of gas density on dynamic pulmonary compliance. J Appl Physiol 39:906–910
29. Fox WW, Bureau MA, Taussig LA, Martin RR, Blaudry PH (1975) Helium flow-volume curves in the detection of early small airway disease. Pediatrics 54:293–299
30. Friess SL, Durant RC (1976) Functional responses of diaphragm muscle in the rat to varying pCO_2 levels and helium content in hyperbaric athmospheres. Undersea Biomed Res 1:291–301
31. Ganz W, Swan HJC (1972) Measurement of blood flow by thermo-dilution. Am J Cardiol 29:241–246
32. Giordano J, Harden A (1975) Effect of continous positive pressure ventilation on cardiac-output. Am Surg 41:221–224
33. Grant JL, Lucier E, Mahnke M (1971) Estimation of respiratory drive with carbon dioxide and helium. Ann Intern Med 74:62–66
34. Grape B, Channin E, Tyler JM (1960) The effect of helium and oxygen mixtures on pulmonary resistances in emphysema. Ann Rev Disp 81:823–829
35. Gregory GA, Kittermann JA, Phibbs RH, Tooley WH, Hamilton WK (1971) Treatment of the idiopathic respiratory-distress syndrom with CPAP. N Engl J Med 284:1333–1340
36. Grimrath U, Smidt U, Nieding GV, Krekeler H (1978) Respiratorischer Gasaustausch bei Atmung von 20,9% Sauerstoff in verschiedenen Inertgasen. Respiration 35:15–21
37. Gross R, Kaufmann W, Hilger HH (1980–1981) Innere Medizin in Anlehnung an die Vorlesung Medizinische Klinik und Poliklinik. Universität Köln
38. Harder HJ (1972) Tracheo-bronchiale Lavage. Anaesthesist 21:413–427
39. Hathirat S, Renzetti AD, Mitchell M (1971) Measurement of the total lung capacity by helium dilution in a constant volume system. Am Rev Respir Dis 102:760–770
40. Heise M, Koppe H, Schmidt K (1974) Mathematical treatment of inert gas clearance curve as a method for studying in regional inhomogeneity of alveolar ventilation in the lung. Respiration 31:310–317
41. Hempelmann G, Trentz O, Schneider B, Trentz OA, Oestern H-J, Schaps D (1980) Erweiterte prognostische Aspekte beim polytraumatisierten Patienten durch kardiopulmonale Diagnostik. In: Lawin P, Wendt M (Hrsg) Aktuelle Probleme der Intensivbehandlung II. Thieme, Stuttgart New-York
42. Herzog P, Norlander OP (1968) Distribution of alveolar volumes with different types of positive pressure gas-flow patterns. Opusc Med 13:3–18
43. Herzog H, Keller R, Bauer KH, Locher J (1973) Ventilation und Atemmechanik bei Langzeitbeatmung. In: Wiemers K (Hrsg) Lungenveränderungen bei Langzeitbeatmung. Springer, Berlin Heidelberg New York

44. Hilpert P (1976) He-Auswaschung aus stenosierten Lungensegmenten durch kollaterale Ventilation. Respiration 33:112–122
45. Hoar PF, Raymond LW, Langworthy HC, Johnsonbaugh RE, Sode J (1976) Physiological responses of men working in 25,5 °C water breathing air or helium-tri-mix. J Appl Physiol 40:605–610
46. Ingrish H, Kantlehner R, Köhler T, Bergstermann H, Specht H, Heinze HG (1973) Seitengetrennte und regionäre Bestimmung des Residualvolumens der Lunge mit ^{133}Xenon und Vergleich mit der globalen Fremdgasverdünnungsmethode (Helium). Fortschr Geb Röntgenstr 119:740–745
47. Ishikawa S, Segal M (1974) Re-appraisal of helium-oxygen therapy on patients with chronic lung disease. Ann Allergy 31:536–542
48. Ito A (1975) Simulated multiday underwater habitation in hyperbaric helium-oxygen environment. Bull Tokyo Med Dent Univ 21:281–296
49. Jonson B, Nordström L, Olsson SG, Akerback D (1975) Monitoring of ventilation and lung mechanics during automatic ventilation. A new Device. Bull Physiopathol Respir 11:729–743
50. Kilian J, Lotz P (1979) Anforderungen an Beatmungsgeräte aus klinischer Sicht. In: Ahnefeld FW, Bergmann W, Burri C, Dick W, Halmágyi M, Hossli G, Rügheimer E (Hrsg) Akutes Lungenversagen. Springer, Berlin Heidelberg New York
51. Kindwall EP (1975) Measurement of helium elimination from man during decompression breathing air or oxygen. Undersea Biomed Res 4:277–284
52. Klain M, Smith RB (1973) High frequency percutaneous transtracheal jet ventilation. Crit Care Med 5:280–284
53. Kramer K, Ehehalt V, Tabbert M, Mottner J, Fritz KW (1979) Die Herabsetzung von Strömungswiderständen bei der künstlichen Beatmung mit He-O_2-Gemischen. Biotechnische Umschau 12:366–368
54. Krauss AN, Auld PAM (1970) Measurement of functional residual capacity in distresses neonates by helium rebreathing. J Pediatr 72:228–232
55. L'Allemand H (1968) Ateminsuffizienz. In: Frey R, Kern F, Mayrhofer O (Hrsg) Anaesthesiologie und Wiederbelegung, Bd 22. Springer, Berlin Heidelberg New York
56. Lawin P, Wendt M (1979) Respiratorische und hämodynamische Parameter für eine Beurteilung des Beatmungseffektes. In: Ahnefeld FW, Bergmann W, Burri C, Dick W, Halmágyi M, Hossli G, Rügheimer E (Hrsg) Akutes Lungenversagen. Springer, Berlin Heidelberg New York
57. Lazarus W (1980) Das endinspiratorische Lungenvolumen als limitierender Faktor der PEEP-Beatmung. Habilitationsschrift, Würzburg
58. Lineweaver PG (1969) Saturation diving. J Occup Med 11:223–226
59. Lord PG, Bond GF, Schaefer KE (1967) Breathing under high ambient pressure. J Appl Physiol 21:1833–1838
60. Love RG, Meier DCF (1974) Behaviour of inspired aerosol boluses in gases of different density and viscosity. Clin Sci Mol Med 46:18
61. Magnussen H, Perry SG, Willmer H, Pieper J (1974) Transpleural diffusion of inert gases in excised lung lobes of the dog. Respir Physiol 20:1–15
62. Maio D (1966) The effect of gas density on the work of breathing in man. Sci Aerrosp Med 1:1–11
63. Malo JL, Leblanc P (1975) Functional abnormalities in young asymptomatic smokers with special reference to flow volume curves breathing various gases. Am Rev Respir Dis 111:623–629
64. Mac Innis J, Dickson JG, Lambertson CJ (1967) Exposure of mice to a helium-oxygen atmosphere at pressure to 122 ata. J Appl Physiol 22:694–698
65. Meerten RJ v (1971) Exspiratory gas concentration curves for examination of uneven distribution of ventilation and perfusion in lung: Experiments. Respiration 28:167–185
66. Meerten RJ v (1971) Exspiratory gas concentration curves for examination of uneven distribution of ventilation and perfusion in lung: Theory. Respiration 27:552–564
67. Morgan BC, Crawford EW, Gutheroth WG (1969) The hemodynamic effects of changes in blood volume during IPPV. Anesthesiology 30:297–305

68. Morr-Strathmann U, Welter J, Lawin P (1979) Die Beeinflussung physiologischer Atemgrößen durch Ethrane und Halothan. In: Lawin P (Hrsg) Ethrane. Springer, Berlin Heidelberg New York
69. Müller KH (1979) Folgen der Respiratorbeatmung an Tracheobronchialsystem und Lunge. In: Ahnefeld FW, Bergmann W, Burr C, Dick W, Halmágyi M, Hossli G, Rügheimer E (Hrsg) Akutes Lungenversagen. Springer, Berlin Heidelberg New York
70. Naumann A (1973–1974) Strömungsfragen der Atmung. Vorlesungsskript am Institut für Aerodynamik der RWTH Aachen. Aachen 1973–1974
71. Nordström L (1972) Hemodynamic effects of intermittent positive pressure ventilation with and without an end-inspiratory pause. Acta Anaesthesiol Scand 47:29–56
72. Nunn FJF (1978) Measurement of pulmonary shunt. Acta Anaesthesiol Scand 70:144–153
73. Olivin A, Taitelmann U, Zweibil F, Burstein F (1980) Effect of positive end-exspiratory pressure on intrapulmonary shunt in different levels of fractional inspired oxygen. Thorax 35:181–186
74. Olsson SG, Fletcher R, Jonson B, Nordström L, Prakash O (1980) Clinical studies of gas exchange by ventilatory support – a method using the Siemens-Elema CO_2-Analyser. Br J Anaesth 52:491–492
75. Osswald PM, Hartung HJ, Klose R, Spier R (1981) Die Wirkung von verlängerter Inspirationsdauer und PEEP auf die Compliance und den Gasaustausch bei der mechanischen Ventilation. Anaesthesist 30:71–76
76. Otto H (1969) Die endogene respiratorische Insuffizienz als Todesursache. Dtsch Med Wschr 94:118–123
77. Overrath G, Matthys H, Bühlmann AA (1970) Saturation experiment at 31 ata in an oxygen-helium atmosphere. Helv Med Acta 35:180–220
78. Overfield EM, Saltzmann HA, Kylstra JA, Salzano JV (1970) Respiratory gas exchange in normal men breathing 0,9% oxygen in He at 31,3 ata. J Appl Physiol 27:471–475
79. Petro W, Gahlen G, Korn V (1980) Patientenbezogene Anwendung einer neuen Analysenmethode zur Bestimmung der funktionellen Residualkapazität. Electromedica 3:96–101
80. Pifarré R, Rathunath RK, Vanecko RM, Chua FS, Balis JV, Neville WE (1970) Effect of oxygen and helium mixtures on ventricular fibrillation. J Thorac Cardiovasc Surg 60:648–652
81. Prakash O, Jonson B, Mey B et al (1977) Measurement of cardiopulmonary function during anaesthesia and intensive care. Curr Top Crit Care Med 3:60–67
82. Prakash O, Simon M (1977) Use of mass spectrometry and infrared CO_2-analyzer for bedside measurement of cardiopulmonary function during anaesthesia and intensive care. Crit Care Med 4:180–184
83. Raimondi AC, Edwards RHT, Deruson DM, Leaver DG, Spencer RG, Siddorn JA (1971) Exercise tolerance breathing a low density gas mixture, 35% oxygen and air in patients with chronic obstructive bronchitis. Clin Sci 39:675–685
84. Raymond LW, Bell WH, Bondi KR, Lindberg CR (1968) Body temperatures and metabolism in hyperbaric helium athmospheres. J Appl Physiol d24:678–684
85. Reichel G, Dannenberg G, Redecker R (1969) Bestimmung der FRC mit dem Ganzkörperplethysmographen und der Fremdgasmethoden: Ein methodischer Vergleich. Arch Klin Med 215:28–39
86. Reinecke H (1974) Funktionelle und morphologische Lungenveränderungen während einer Dauerbeatmung in Abhängigkeit vom endexspiratorischen Druck und dem O_2-Partialdruck in der Inspirationsluft. Habilitationsschrift, Ulm
87. Rhoades FK, Wright RA, Hiatt EP, Weiss HS (1968) Metabolic and thermal responses of the rat to a helium oxygen environment. Am J Physiol 213:1009–1014
88. Robertson WC, Zeft HJ, Behar VS, Welch BE (1966) Observation on man in an oxygen-helium environment at 380 mmHg total pressure: II. Respiratory. Aerosp Med 37:453–456
89. Robertson WG (1967) Study of man during a 56-day exposure to a oxygen-helium atmosphere at 258 mmHg total pressure: VII. Respiratory function. Aerosp Med 37:578–582
90. Schaaning CG, Gulsvik A (1974) Accuracy and precision of helium dilution techniques and body plethysmography in measuring lung volumes. Scand J Clin Lab Invest 32:271–277

91. Schiller JW, Lowell FC, Lynch MT, Franklin W (1955) The effect of helium-oxygen mixtures on pulmonary function in asthmatic patients. J Allergy Clin Immunol 26:11-15
92. Segal MS (1943) Inhalation therapy in the treatment of serious respiratory disease. N Engl J Med 278:1355-1359
93. Sergeant RL (1967) Phonemic analysis of consonants in helium speech. J Acoust Soc Am 41:66-69
94. Steinbereithner K, Baum J (1979) Das Monitoring des beatmeten Patienten - eine kritische Analyse. In: Ahnefeld FW, Bergmann W, Burri C, Dick W, Halmágyi M, Hossli G, Rügheimer E (Hrsg) Akutes Lungenversagen. Springer, Berlin Heidelberg New York
95. Stover WR (1967) Technique for correction helium speech distortion. J Acoust Soc Am 41:70-74
96. Suter PM (1980) Atemmechanische Veränderungen beim ARDS. In: Wolff G, Keller R, Suter PM (Hrsg) Akutes Atemnotsyndrom des Erwachsenen. Springer, Berlin Heidelberg New York
97. Suter PM, Fairly HB, Isenberg MD (1975) Optimum end-exspiratory airway pressure in patients with acute pulmonary failure. N Engl J Med 292:284-289
98. Suter PM (1980) Hämodynamische Folgen der maschinellen Beatmung. In: Wolff G, Keller R, Suter PM (Hrsg) Akutes Atemnotsyndrom des Erwachsenen. Springer, Berlin Heidelberg New York
99. Tapper D, Arensmann R, Johnson G, Folkman H (1975) The effect of helium-oxygen mixtures on body temperature. J Pediatr Surg 9:597-603
100. Thews G, Vogel HR (1969) Die Verteilungsanalyse von Ventilation, Perfusion und O_2-Diffusionskapazität in der Lunge durch Konzentrationswechsel dreier Inspirationsgase: I. Theorie. Pflügers Arch 303:195-205
101. Timbal J, Vieillefond H, Guenard H, Varene P (1974) Metabolism and heat losses of resting man in an hyperbaric helium atmosphere. J Appl Physiol 36:444-448
102. Trentz OA, Hempelmann G, Trentz O, Mellman J, Oestern H-J (1980) Hämodynamik und pulmonaler Gasaustausch bei radiologisch beobachteten posttraumatischen Lungenödemen. Anaesthesist 29:140-147
103. Ulmer WT, Reichel G, Nolte D (1976) Die Lungenfunktion. 2. überarb u erw Aufl. Thieme, Stuttgart New York
104. Vogel HR, Thews G (1968) Die Verteilungsanalyse von Ventilation, Perfusion und O_2-Diffusionskapazität in der Lunge durch Konzentrationswechsel dreier Inspirationsgase. II. Durchführung. Pflügers Arch 303:206-217
105. Wang LCH, Peter RE (1976) Metabolic and respiratory responses by helox-induced hypothermia in the white rat. Am J Physiol 229:890-895
106. Wichert P v (1979) Die Schocklunge. Med Klinik 74:1-8
107. Williams MH, Park SS (1968) Diffusion of gases within the lungs of patients with chronic obstructive pulmonary diseases. Am Rev Respir Dis 98:210-216
108. Wissenschaftliche Tabellen 1968: Firma Geigy, 7. Auflage
109. Wolff G (1978) Die künstliche Beatmung auf Intensivstationen. Springer, Berlin Heidelberg New York
110. Yuba K (1971) A study in pulmonary functions and the pulmonary circulation in cardiopulmonary diseases. Jap Circ J 35:1391-1397
111. Zeft HJ, Behar VS, Quingley DG, Shaw EG, Welch BE (1966) Observations on man in an oxygen-helium environment at 380 mmHg total pressure: I. Clinical. Aerosp Med 37:449-453

Nachtrag

Die in dieser Arbeit postulierte Idee, Helium-Sauerstoff-Gemische zur Hochfrequenzbeatmung zu benutzen, um eine gesicherte Elimination des Kohlendioxids zu gewährleisten, ist mittlerweile aufgegriffen worden. Das physikalische Postulat, daß Kohlendioxid 6fach besser in eine Helium-Sauerstoff-Atmosphäre ausgetauscht werden kann, ließ sich auf die Physiologie übertragen. Unter gleichen Betriebsbedingungen kommt es bei einem ähnlichen Patientengut bei Verwendung von Helium-Sauerstoff bzw. Stickstoff-Sauerstoff-Anwendung (Sauerstoffkonzentration jeweils 40%) zu einer signifikant besseren CO_2-Ausscheidung bei dem erstgenannten Gas und gleichzeitig verbesserten Oxygenierungsbedingungen. Dies ermutigt, die Hochfrequenzbeatmung neu zu überdenken.

Literatur

Cros AM, Guenard H, Boudey C (1988) High-frequency jet ventilation with helium and oxygen (Heliox) versus nitrogen and oxygen (Nitrox). Anesthesiology 69:417–419